Dr. med. Barabara Voll

Diagnose Mausarm

Ehrenwirth

Inhalt

Vorwort

Arbeiten Sie mit Tastatur, Maus und Bildschirm? Diese Frage beantworten immer mehr Berufstätige mit einem Ja. Von Tag zu Tag steigt die Zahl der Jobs, bei denen zumindest ein Teil der Arbeit mit Hilfe des PCs erledigt wird. Zehn bis zwölf Millionen Arbeitsplätze sind in Deutschland inzwischen mit einem PC ausgerüstet. Was in den ersten Jahren der »Computerisierung« begeistert als ungeheure Erleichterung der Büroarbeit begrüßt wurde, verursacht inzwischen zunehmend Probleme. Die Arbeit am Bildschirm ist anstrengend. Sie belastet Körper und Seele in viel stärkerem Ausmaß, als man es sich zunächst vorstellen konnte. Die Arbeitsmediziner erkennen erst allmählich, welch breites Spektrum an Gesundheitsstörungen durch vielstündiges Sitzen mit starrem Blick auf den Monitor entstehen kann. Anfangs konzentrierten sich die arbeitsmedizinischen Untersuchungen noch sehr stark auf die Augenschäden, doch dies ändert sich derzeit.

Augenprobleme

Dass Sehstörungen und Augenprobleme bei weitem nicht die einzigen Beschwerden sind, die bei Bildschirmarbeit auftreten können, zeigt dieser Ratgeber. Und noch etwas erfahren Sie in diesem Buch: Sie sind den Beschwerden nicht hilflos ausgeliefert. Sie können eine Menge tun, um Muskel-, Sehnen- oder Gelenkschmerzen und Haltungsschäden zu vermeiden. Spezielle Übungen für diejenigen Muskelgruppen, die beim Sitzen vor dem PC besonders beansprucht werden, ermöglichen gezielte Vorbeugung. Und wenn sich nach einem harten Tag im Büro doch einmal Verspannungen oder andere Schmerzen bemerkbar machen, helfen die vielen Tipps in diesem Buch, diese Beschwerden rasch zu lindern.

Gezielte Vorbeugung

Was Bildschirm-Arbeit für den Körper bedeutet

»Der Mensch hat sich immer noch nicht an den aufrechten Gang gewöhnt«, seufzen Orthopäden häufig und meinen damit, dass insbesondere der Rücken des Menschen anatomisch in vielerlei Hinsicht eigentlich für einen Vierbeiner angelegt ist – in der Folge treten Kreuzschmerzen und Bandscheibenschäden auf. Jeder dritte Erwachsene ist zumindest gelegentlich davon betroffen. Nun ist es wahrscheinlich über eine Million Jahre und unzählige Generationen her, dass der Mensch begonnen hat, sich aufzurichten, und trotzdem hat sich sein Körperbau noch nicht optimal daran angepasst. Wie soll der Körper da mit dem vielstündigen Dauersitzen zurechtkommen, das sich während der letzten Jahrzehnte in unseren Lebensstil eingeschlichen hat? Bei der Bildschirmarbeit kommen zum Sitzen noch zahlreiche andere Faktoren hinzu, die sich ebenfalls ungünstig auf die Gesundheit auswirken.

Kreuzschmerzen und Bandscheibenschäden

Total überfordert: der Halteapparat

Knochen, Muskeln, Gelenke und Bänder des Körpers werden auch als Haltungs- und Bewegungsapparat bezeichnet. Diese beiden Begriffe beschreiben deren Hauptaufgaben: Sie sorgen für die gesunde, aufrechte Körperhaltung und ermöglichen gleichzeitig alle Bewegungen. Diese beiden Funktionen sind keineswegs gegensätzlich, vielmehr sind alle Strukturen des Haltungs- und Bewegungsapparats jeweils daran beteiligt. Die Haltung als statische Aufgabe wird durch das Knochengerüst vorgegeben und durch die Muskelspannung kontrolliert. Die Bewegung als dynamischer Bereich bedarf der Stabilisierung durch feste Knochen und Bänder. Der dynamische Teil des Rückens besteht aus zahlreichen Muskeln, die ein kompliziertes System bilden. Grob lassen sich vier Muskelgruppen unterscheiden, die den Rumpf aufrecht halten:

Haltung als statische Aufgabe

- Der Kapuzenmuskel (Musculus trapezius) und der breiteste Rückenmuskel (Musculus latissimus dorsi) bilden die oberste Muskelschicht. Sie bewegen vom Rücken aus die Arme, die

Schulterblätter und die Beine. Bei der Arbeit an der Computertastatur werden sie in dieser Funktion stark beansprucht, weil die Arme die meiste Zeit erhoben vor dem Körper gehalten werden müssen. Befinden sich die Arme in dieser Position, so strecken der Kapuzenmuskel und der breiteste Rückenmuskel den Rücken.

- Der lange Rückenstrecker, der den Rumpf aufrichtet (Musculus erector trunci) reicht vom Hinterkopf bis hinunter ans Becken und bezieht auch die Rippen mit ein.
- Die tiefen, schräg verlaufenden, kurzen Rückenstrecker liegen in mehreren Schichten unter dem langen Rückenstrecker. Sie verbinden zwei oder mehrere Wirbelabschnitte miteinander und können nicht bewusst bewegt werden. Für die Stabilität der Wirbelsäule sind sie von großer Bedeutung.
- Als Gegenspieler der Rückenmuskeln sind die Bauchmuskeln unverzichtbar. Beide Muskelgruppen halten gemeinsam den Rumpf aufrecht. Zwischen Ihnen muss ein Gleichgewicht herrschen, damit der Körper weder nach vorne sinkt noch nach hinten ins Hohlkreuz fällt.
- Für die Kopfhaltung außerordentlich wichtig sind ferner die kurzen Nackenmuskeln, die an der oberen Halswirbelsäule ansetzen und diese mit dem Hinterkopf verbinden. Sie halten den Kopf aufrecht, der wegen seines weit vorne liegenden Schwerpunkts sonst auf die Brust sinken würde. Die kurzen Nackenmuskeln sind sehr empfindlich und neigen zur Verspannung – vor allem dann, wenn der Kopf wegen eines nicht optimal positionierten Bildschirms ständig nach vorne gereckt werden muss.

Zusammenfassend lassen sich drei Faktoren nennen, die bei der Bildschirmarbeit den Halteapparat des Körpers leicht überfordern:

- Die dauernde, statische Fehlhaltung von Kopf und Rumpf
- Das Vorneigen des Kopfes
- Die Notwendigkeit, die Arme mit ihrem erheblichen Eigengewicht ständig vor dem Körper zu halten

Wissenswert

Ständig unterfordert: der Bewegungsapparat

Die statische Haltearbeit der Muskulatur ist bei der Arbeit am PC also reichlich gefragt – was aber völlig fehlt, ist eine ausreichende rhythmische Bewegung, die die Muskeln trainiert und kräftigt. Sie beinhaltet die Wechselbelastung zwischen einem Muskel und seinem Gegenspieler, also beispielsweise dem Armbeuger und dem Armstrecker, zwischen Bauch- und Rückenmuskeln. Diese Art der natürlichen Muskelarbeit kommt bei Bürojobs viel zu kurz. Hingegen werden bestimmte Muskeln bei der Bildschirmarbeit extrem gefordert. So schlägt der rechte Daumen bei der Textverarbeitung bis zu 10 000-mal pro Tag auf die Leertaste, und die übrigen Finger werden mit einer Frequenz von über einem Hertz bewegt. Übertragen auf die Beinmuskulatur entsprächen diese Anforderungen einem Marathonlauf – jeden Tag aufs Neue! Die Muskeln von Unterarm, Hand und Fingern bereiten allerdings weniger Beschwerden als die langen Finger- und Handsehnen. Diese sind durch die tausendmal wiederholten Bewegungen auf der Tastatur und an der Maus einer extremen Belastung ausgesetzt, worauf sie mit entzündlichen Reizzuständen reagieren können.

Der Marathon im Büro

Von den Augen bis zu den Beinvenen: Der PC verlangt dem Körper vieles ab

Nicht nur Muskeln, Sehnen und Gelenke leiden unter den Arbeitsbedingungen im computerisierten Büro. Viele andere Organe und Körperregionen werden ebenfalls in Mitleidenschaft gezogen. In besonderem Maß gilt dies für die Augen. Der starre Blick auf den Bildschirm, das Flimmern des Monitors und die trockene, oft zugige Luft in klimatisierten Büroräumen führen bei immer mehr Betroffenen zu Ermüdung, Sehstörungen und trockenen Augen.

Gereizte Augen

Die unsichtbare Gefahr: Klimaanlagen

Klimaanlagen, wie sie in größeren Büros heute selbstverständlich sind, werden für eine Reihe von Beschwerden verantwortlich gemacht. Da sie meist relativ trockene Luft abgeben, reicht die Feuchtigkeitsversorgung der Schleimhäute in Mund und Nase häufig nicht aus. Ein trockener Mund und trockene, borkige Schleimreste in der Nase sind häufige Erscheinungen am Ende eines

Arbeitstages in klimatisierten Räumen. Da im Sommer zudem die Raumtemperatur weit unter die Außentemperatur abgesenkt wird, treten gehäuft Erkältungskrankheiten sowie Beschwerden durch Zugluft auf. In letzter Zeit mehren sich darüber hinaus Berichte, dass Klimaanlagen Bakterien verbreiten, die die auch als Legionärskrankheit bekannte Legionellose hervorrufen können. 6000 bis 10 000 Menschen erkranken in Deutschland pro Jahr an dieser Form der Lungenentzündung, so Schätzungen des Robert Koch Instituts aus dem Jahr 1999. Quelle dieser Infektionen sind unter anderem Klimaanlagen mit so genannten Rückkühlwerken, wie sie häufig in Bürogebäuden oder Hotels zu finden sind. Daneben verbreiten Duschen, öffentliche Bäder, Whirlpools und Inhalationsgeräte die Keime.

Arteriosklerose-Risiko

Die sitzende Lebensweise, die zwangsläufig mit der Computerarbeit einhergeht, erhöht das Risiko für eine Reihe weiterer Gesundheitsprobleme. Wer viel sitzt, verbrennt wenig Energie und neigt daher zur Gewichtszunahme. Auch die Verdauung ist auf körperliche Aktivität angewiesen und wird bei »Sitzberuflern« häufiger träge als bei Menschen, die sich viel bewegen. Daher ist Verstopfung ein Problem, mit dem zahlreiche Büroarbeiter zu kämpfen haben. Dass Herz und Kreislauf vor dem Computer zu wenig gefordert werden, dass das Risiko schädlicher Ablagerungen in den Blutgefäßen (Arteriosklerose) durch Bewegungsmangel steigt, bedarf schon fast keiner Erwähnung mehr. Selbst die Beinvenen leiden unter der Bewegungsarmut. Durch übereinander geschlagene Beine, enge Schuhe und einschneidende Strümpfe am Rückfluss gehindert, staut sich das Blut in den Beinvenen und lässt die Knöchel anschwellen. Kommt die entsprechende Veranlagung hinzu, machen sich Besenreiser und Krampfadern schon bei jungen Frauen bemerkbar.

Auch die Psyche hat ein Wörtchen mitzureden

Verspannungen durch Stress

Dem einen schlagen Stress und Ärger auf den Magen, beim anderen steigt der Blutdruck oder das Herz gerät aus dem Takt. Viele Menschen, vor allem Frauen, reagieren mit Rücken- oder Nackenschmerzen auf seelische Belastungen. Die innere Anspannung überträgt sich auf die Muskulatur, schmerzhafte Verspannungen

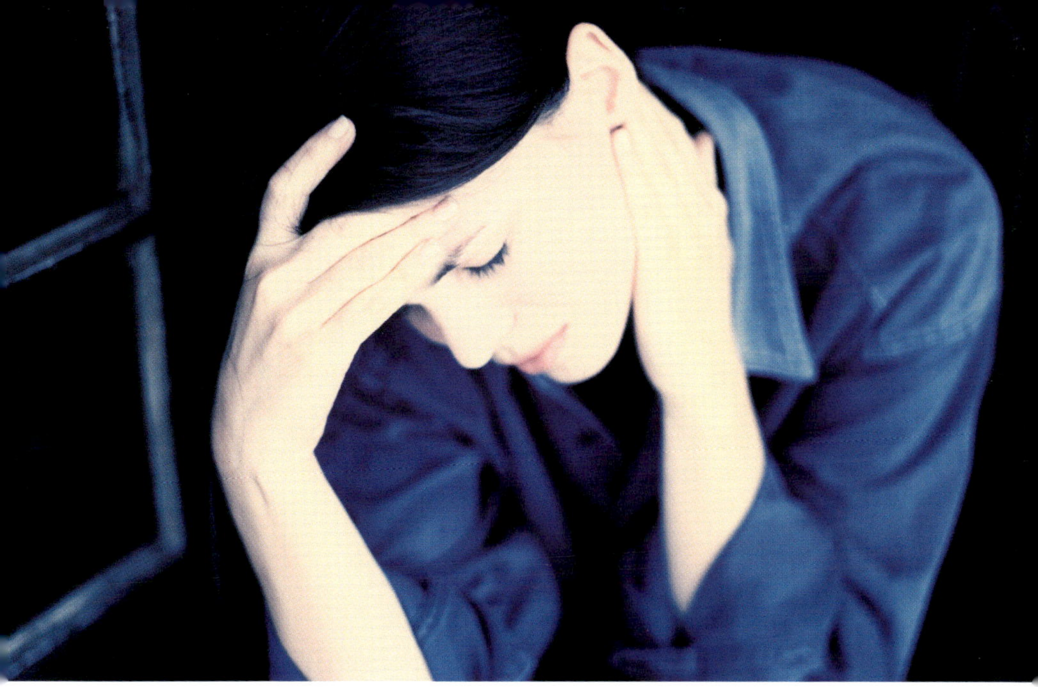

zum Beispiel im Nacken und an den Schultern können die Folge sein. Manchmal blockieren die kleinen Wirbelgelenke bei zu hoher Muskelspannung, der Rücken wird steif, schmerzhaft und unbeweglich. Viele Frauen kennen Kreuzschmerzen auch an den Tagen vor der Monatsblutung – sie sind gereizt, fühlen sich in ihrer Haut nicht wohl und reagieren unbewusst mit Beschwerden in der unteren Rückenregion. Wer ständige Nackenschläge im Job nicht mehr wegstecken kann, reagiert mit Verspannungen in der Halsregion und an der Schulter. Wer das Gefühl hat, ständig überlastet und überfordert zu sein, kann »sein Kreuz nicht mehr tragen« und entwickelt möglicherweise Rückenschmerzen. Auch Probleme in Partnerschaft und Sexualität lösen nicht selten Beschwerden in der unteren Rückenhälfte aus. Hier kann es besonders schwierig sein, die Ursache zu ergründen.

Rückenschmerzen und Menstruation

Bei chronischen Rückenschmerzen fanden Psychiater, die sich im Rahmen der Arbeitsgruppe »Back in time« mit Rückenbeschwerden befassen, häufig eine bestimmte Konstellation vor: Betroffen waren vielfach Menschen mit starker Leistungsorientierung bei gleichzeitig gering ausgeprägtem Durchsetzungsvermögen. Wer immer allen alles recht machen möchte, dabei aber hohe Ansprüche an die eigene Arbeit stellt, läuft Gefahr, auf Stress mit dauerhaften Rückenbeschwerden zu reagieren.

Druck durch verdeckte Leistungskontrolle

Computerarbeitsplätze können aber auch ein spezielles Risiko für seelische Belastungen am Arbeitsplatz beinhalten: Bei vielen Jobs lässt sich gut kontrollieren, was und wie viel der einzelne Mitarbeiter tut. Der Druck, der durch diese Art der Leistungskontrolle entsteht, kann für Einzelne beträchtlich werden – vor allem, wenn das Unternehmen Arbeitsplätze abbauen will. Damit die Mitarbeiter nicht Opfer heimlicher Überprüfungen werden, ist dies in der Verordnung über Sicherheit und Gesundheitsschutz bei der Arbeit an Bildschirmgeräten (BildscharbV) vom Dezember 1996 ausdrücklich untersagt: »Ohne Wissen der Benutzer darf keine Vorrichtung zur qualitativen oder quantitativen Kontrolle verwendet werden.«

Der Arbeitsplatz am PC: eine moderne Folterkammer?

Die vorangegangene Aufzählung der Beschwerden, die möglicherweise an einem Computerarbeitsplatz entstehen, könnte diesen Eindruck erwecken. In der Tat klagen zwischen drei Viertel und vier Fünftel der Berufstätigen, die überwiegend am PC arbeiten, über Beschwerden. Schmerzen an Schultern, Nacken, Rücken, Armen sowie Kopfschmerzen und Augenbeschwerden werden dabei am häufigsten genannt. Doch keine Sorge: Eine sofortige Kündigung wegen Gesundheitsgefährdung ist nicht erforderlich. Alle Tätigkeiten, die mit monotoner Haltung oder unzähligen Wiederholungen immer derselben Bewegungen einhergehen, können Beschwerden verursachen – nicht nur die Arbeit am Computer. Im Unterschied zu vielen anderen Jobs bieten Büroarbeitsplätze aber die Chance, viel für die Vorbeugung zu tun. Durch die optimale ergonomische

Abhilfe schaffen und vorbeugen

Tipp

Das Bewusstmachen der gesundheitlichen Risiken ist der erste Schritt, um etwas dagegen zu unternehmen. Wenn Sie sich im Klaren darüber sind, dass Ihr Job zu extremem Bewegungsmangel bei gleichzeitig hoher Belastung der Halteorgane führt, können Sie gegensteuern: Nutzen Sie jede Chance zur Bewegung und nehmen Sie jede Gelegenheit wahr, Rücken, Schultern und Arme zu entlasten.

Einrichtung des Arbeitsplatzes und durch eigenes Engagement, insbesondere durch tägliche Gymnastik und körperliche Aktivität in der Freizeit, kann man viele Beschwerden vermeiden.

Gesundheit am Arbeitsplatz ist nicht nur Chefsache

Bildschirm-Arbeitsverordnung

Der Arbeitgeber muss dafür sorgen, dass genug Zeit für ausgleichende Bewegung vor dem PC bleibt. Laut Paragraph 5 der Bildschirm-Arbeitsverordnung hat er »die Tätigkeit der Beschäftigten so zu organisieren, dass die tägliche Arbeit an Bildschirmgeräten regelmäßig durch andere Tätigkeiten oder durch Pausen unterbrochen wird, die jeweils die Belastung durch die Arbeit am Bildschirmgerät verringern«. Untersuchungen haben ergeben, dass bei den wenigsten Arbeitsplätzen tatsächlich mehr als die Hälfte der Arbeitszeit unbedingt sitzend am PC verbracht werden muss. Der Büroalltag sieht jedoch oftmals anders aus: Viele »Büroberufler« sitzen bis zu 90 Prozent ihrer Arbeitszeit buchstäblich ab, ohne Ihren Schreibtisch zu verlassen. Hier bietet sich also ein immenser Spielraum für phantasievolle Eigeninitiative. Zum Telefonieren aufstehen oder die Ablage außerhalb der direkten Reichweite anbringen, damit man hin und wieder automatisch aufstehen muss, um an Unterlagen zu kommen: Schon kleine Veränderungen des gewohnten Ablaufs bringen mehr Bewegung in den Tag.

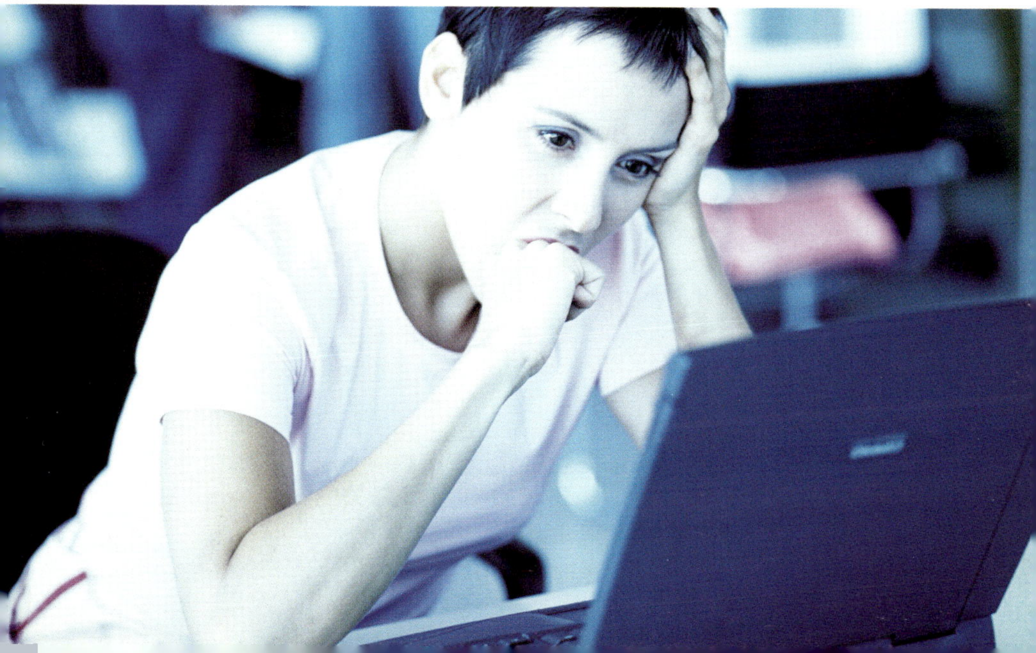

Symptome, Ursachen und Vorbeugung typischer »Bürobeschwerden«

Von Mausarm bis Schwindel

Beispiel 1

An einem spannenden Projekt tüftelt die CAD-Designerin Britta T. Der Job macht ihr riesigen Spaß, und sie merkt gar nicht, wie die Zeit vergeht. Seit Tagen macht sie reichlich Überstunden. Die Computermaus in ihrer rechten Hand huscht über das Mousepad: klicken, ziehen – tausendmal dieselbe Bewegung. Eines Abends verspürt sie plötzlich heftige, brennende Schmerzen. Jede Bewegung des rechten Zeigefingers tut höllisch weh, die Beschwerden betreffen den ganzen Unterarm. Britta T. kann ihre rechte Hand praktisch nicht mehr benutzen – selbst das Einkaufen auf dem Heimweg wird zur Qual, und die Haustür schließt sie mit der linken Hand auf.

Beispiel 2

Die Arbeit hätte eigentlich schon gestern fertig werden müssen, doch es war einfach nicht zu schaffen. Am darauf folgenden Tag »klebt« die Sekretärin Nicole M. seit neun Uhr fast ohne Pause vor dem PC, den Blick fest auf den Bildschirm geheftet. Natürlich mit dem Druck im Nacken, möglichst schnell fertig zu werden. Dann als Nicole M. abends endlich erleichtert den Computer abstellt und aufstehen will, hat sie das Gefühl, eine Art Betonkrause liegt um ihren Hals. Sie kann den Kopf kaum noch drehen. Heftige Schmerzen breiten sich vom Nacken über den Hinterkopf aus. Als sie zu Hause ankommt, kann sie nicht mehr unterscheiden, ob ihr eigentlich der Nacken oder der Kopf wehtut.

Beispiel 3

Stefanie B. soll heute in einer anderen Abteilung aushelfen – kein Problem. Schließlich sind ja alle EDV-Anwendungen in der Firma standardisiert, und auch die Hardware und die Ausstattung der Arbeitsplätze ähneln sich. Sie setzt sich morgens vor den Computer und legt los. Schon kurz vor der Mittagspause bemerkt sie, dass sie häufig Pausen einlegen muss. Nacken und Schultern sind verspannt und schmerzen. Im Lauf des Nachmittags nehmen die Beschwerden zu. Als Stefanie B. nach Hause geht, zieht es in der gesamten Nacken- und Schulterregion. Außerdem bemerkt sie ein pelziges Gefühl an den Fingerspitzen der linken Hand. Sie erinnert sich, dass sie ähnliche Beschwerden vor einigen Monaten schon einmal hatte.

Überlastete Sehnen

Diese drei Berichte aus dem Büroalltag haben etwas gemeinsam: Alle drei Frauen verbringen viel Zeit vor dem Bildschirm, und bei jeder von ihnen führt dies zu Beschwerden. Während bei Britta T. die Sehnen am rechten Unterarm gegen die Überlastung durch die Arbeit mit der Maus meutern, hat Nicole M. vor lauter Zeitdruck völlig vergessen, sich zwischendurch zu bewegen und die Muskeln zu lockern. Dadurch haben sich die Nackenmuskeln verhärtet, was häufig zu Kopfschmerzen führt. Stefanie B.s Verspannungen resultieren zum Teil ebenfalls aus Bewegungsmangel, aber nicht nur. Sie arbeitet an einem ungewohnten Platz, der ergonomisch nicht auf sie abgestimmt ist – wahrscheinlich sitzt sie zu tief, so dass sie die Arme zum Tippen zu stark anheben muss. Zusätzlich besteht bei ihr wahrscheinlich bereits eine Schädigung einer Nervenwurzel an der Halswirbelsäule. Darauf deuten die Gefühlsstörung an den Fingern und die Wiederholung der Beschwerdeattacke hin. Derartige Beschwerden sind typisch nach längerer Arbeit am Bildschirm. Sie haben jedoch unterschiedliche Ursachen, und auch die Maßnahmen zu ihrer Vermeidung sowie mögliche Therapieansätze variieren.

Gefühlsstörung an den Fingern

Wenn Sie schneller klicken, als es Ihre Hand verkraftet: der Mausarm und andere Sehnenprobleme

»Fassen Sie Ihre Computermaus so vorsichtig an, als ob sie ein kleiner Vogel wäre!« Das empfiehlt das amerikanische Informationszentrum für Gesundheit am Arbeitsplatz allen Computernutzern. Der Hintergrund der ungewöhnlichen Empfehlung: Untersuchungen des

Zentrums haben ergeben, dass die meisten Nutzer ihre Maus viel zu fest drücken. Dieser unnötig hohe Kraftaufwand belastet Hand und Finger. Bei der Arbeit mit der Maus werden besonders die Fingersehnen beansprucht, vor allem die des Zeigefingers.

Mehrere tausend Klicks pro Tag

Mehrere tausend »Klicks« pro Tag bedeuten, dass die Fingersehne ebenso oft in ihrer Sehnenscheide gleiten muss. Das führt zu einer ständigen Reibung zwischen Sehne und Sehnenscheide. Wenn diese Dauerbeanspruchung eine mit Schwellung und Schmerz verbundene Reizung hervorruft, ist eine Sehnenscheidenentzündung eingetreten. Die für die Arbeit mit der Maus typische abgeknickte Handhaltung mit aufliegendem Handgelenk begünstigt diesen Prozess. Sie führt zu einer Quetschung der Sehnen an der Unterseite von Handgelenk und Unterarm, die wiederum die Reibung zwischen Sehne und Sehnenscheide erhöht. Dadurch wird der Entzündungsprozess beschleunigt.

Arbeit an der Tastatur

Die auf diesem Wege hervorgerufene Sehnenscheidenentzündung wird als Mausarm bezeichnet. Ein Mausarm kann jedoch auch nach Arbeiten mit der Computertastatur auftreten. Bei einer reinen Schreibtätigkeit werden Zeige- und Mittelfinger der linken Hand besonders beansprucht. Wer überwiegend mit der numerischen Tastatur arbeitet, beispielsweise endlose Zahlenkolonnen eingibt oder Überweisungen erfasst, strapaziert die Finger der rechten Hand. Während früher, im Zeitalter der mechanischen und elektrischen Schreibmaschinen, der für jeden einzelnen Tastendruck erforderliche Kraftaufwand zu den Beschwerden führte, ist es heute die hohe Schreibgeschwindigkeit.

Wenn jeder Klick wehtut: typische Beschwerden beim Mausarm

Die Beschwerden beim Mausarm sind die jeder Sehnenscheidenentzündung. Sie machen sich meist nach einem besonders anstrengenden Arbeitstag am PC bemerkbar. Zunächst tritt der Schmerz nur bei Druck auf die betroffene Sehne auf. Diejenigen Sehnen, die beim Mausarm oder durch das ständige Tippen auf der Tastatur gereizt sind, verlaufen von den Fingern über das Handgelenk bis in den Unterarm. Erst dort befinden sich nämlich die Muskeln, welche die Finger bewegen. Dies erklärt, weshalb die Beschwerden sich am Unterarm bemerkbar machen, obwohl sie durch die Fingerbewegung und das Abknicken der Handgelenke

Verlagerte Schmerzwahrnehmung

hervorgerufen werden. Wenn die Hand nach den anfänglich auftretenden Beschwerden nicht entlastet wird, stellt sich bald ein anhaltender Schmerz ein, der jede kleine Bewegung zur Qual werden lässt. Manchmal verhärtet sich auch die zur Sehne gehörende Muskulatur und reagiert dann ebenfalls schmerzhaft auf Druck.

Behandlungsmöglichkeiten bei akutem Schmerz

Hilfe für entzündete Sehnen

Bei einer akuten Entzündung der Sehnen und ihres Gleitlagers hilft nur völlige Ruhigstellung, zum Beispiel im Gips oder mit orthopädischen Schienen, so genannten Orthesen. Je nach Grad der Entzündung kann eine Ruhigstellung über mehrere Wochen notwendig sein. Kälteanwendungen lindern die Beschwerden und beschleunigen das Abschwellen.

Erleichterung verschaffen auch Ultraschall und verschiedene Formen der Elektrotherapie. Um die Entzündung rascher zum Abklingen zu bringen und die Schmerzen zu dämpfen, können auch antientzündlich wirkende Medikamente eingesetzt werden. Sie ersetzen jedoch nie die Ruhigstellung.

Behandlung chronischer Sehnenprobleme

Wärmebehandlung und Massage

Ist schon die Behandlung eines akuten Mausarms langwierig, so gilt dies umso mehr, wenn das Sehnenproblem chronisch geworden ist. Die Orthopäden bezeichnen es dann als chronische Tendopathie. In diesem Fall werden neben Wärmebehandlungen zur Verbesserung der Durchblutung und speziellen Massagen vor allem Krankengymnastik eingesetzt. Funktionelle Verbände entlasten die betroffene Sehne, ohne deren Beweglichkeit völlig einzuschränken. Ultraschall, Hochvolttherapie und Röntgenbestrahlung sollen darüber hinaus den Stoffwechsel in der schmerzhaften Region anregen und eine schnellere Regeneration bewirken.

Extrakorporale Stoßwellentherapie (ESWT)

Bei chronischen Sehnenleiden wird heute vielfach die so genannte extrakorporale Stoßwellentherapie (ESWT) empfohlen, die ursprünglich zur berührungsfreien Zertrümmerung von Gallen- und Nierensteinen entwickelt worden ist. Wie sie an der Sehne genau wirkt, wissen die Ärzte allerdings noch nicht, zudem ist dieses Verfahren sehr teuer. Ein gewisser Nutzen konnte bisher nur beim so genannten Fersensporn wissenschaftlich belegt werden – einer Erkrankung, die nichts mit dem Mausarm oder anderen Sehnenleiden zu tun hat. Bei sehr schweren Sehnenveränderungen mit Verkalkungen des Sehnenansatzes können operative Verfahren notwendig werden.

Auch wenn ein Sehnenleiden scheinbar ausgeheilt ist und alle Beschwerden verschwunden sind, ist Vorsicht geboten. Das Risiko einer erneuten Überlastung ist relativ hoch – vor allem dann, wenn eine lang dauernde Ruhigstellung zur Heilung erforderlich war. Denn während dieser Zeit schwinden die Muskeln, und je schwächer die Muskeln sind, desto höher wird die Belastung für die Sehnen.

- Sorgen Sie für eine ausreichend große Auflage für den Unterarm. Optimal ist es, wenn der gesamte Unterarm auf der Arbeitsfläche aufliegt. Das Handgelenk darf nicht auf der Tischkante aufliegen.
- Bei der Arbeit mit der Maus knickt die Hand nach hinten ab. Durch spezielle Kissen, die in das Mousepad integriert sind, lässt sich dies abmildern.
- Nehmen Sie die Maus vorsichtig und »zart« in die Hand, drücken Sie sie auch bei hoher Arbeitsbelastung nicht zu fest.
- Erledigen Sie nicht alles per Maus, sondern schaffen Sie einen Belastungswechsel. Viele Befehle lassen sich ebenso gut über die Tastatur eingeben.
- Die Arbeit mit abgespreiztem Arm strengt die Schulter an. Maus und Mousepad sollten daher nicht zu weit zur Seite geschoben werden.
- Wenn Sie Einfluss auf die Wahl der Hardware an Ihrem Arbeitsplatz haben, entscheiden Sie sich für eine möglichst flache Tastatur, deren vordere Kante nur einen geringen Höhenunterschied zum Tisch aufweist.
- Wenn Sie eine hohe Tastatur haben, die nicht ausgetauscht werden kann, dann testen Sie, ob Ihnen eine Abstützvorrichtung für die Handballen hilft.
- Manchmal sind die Raumverhältnisse so eng, dass bei der Tiefe der üblichen Kathodenstrahlbildschirme nicht mehr genug Platz bleibt, um die Arme aufzulegen. Hier kann ein Flachbildschirm die Lösung sein.

Tipps

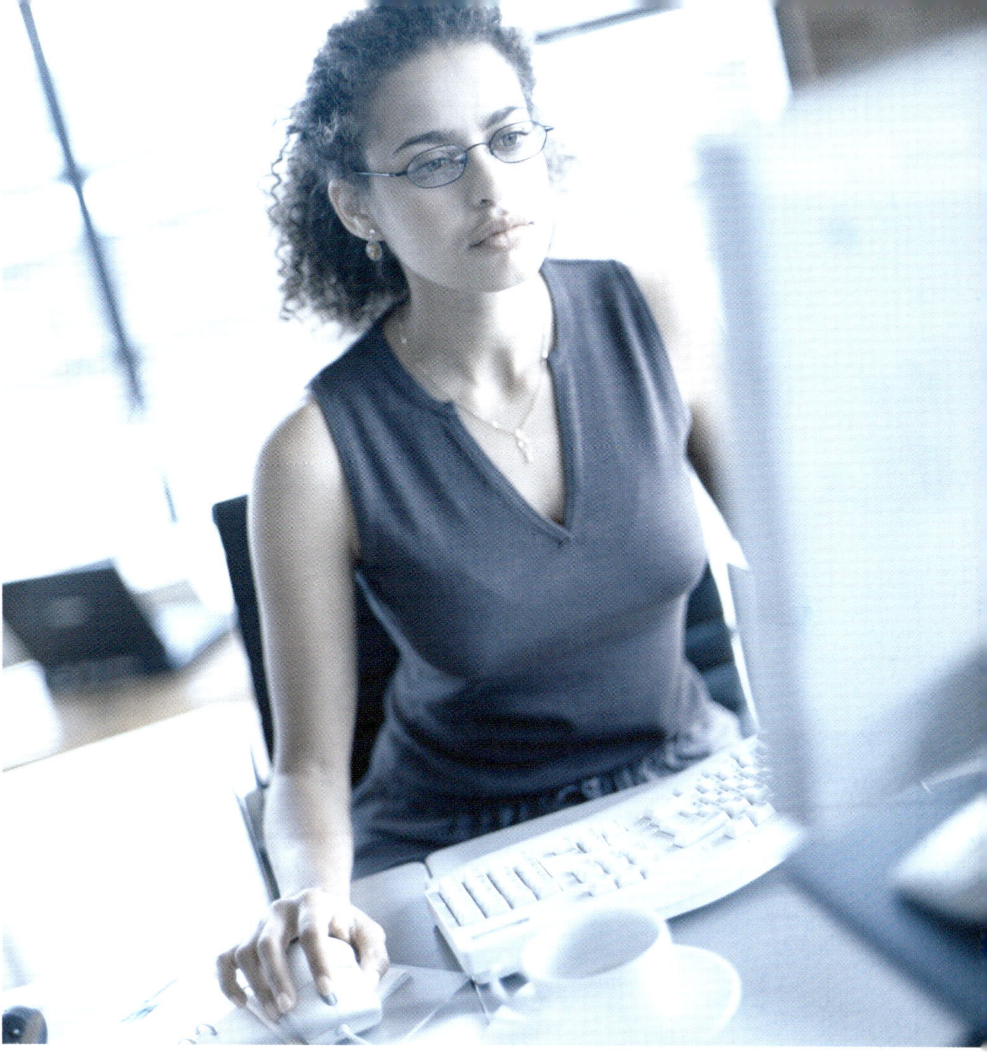

So können Sie vorbeugen

Am besten sollten Sie es also gar nicht erst zum Mausarm oder zu anderen Sehnenbeschwerden kommen lassen. Der beste Schutz vor Sehnenproblemen ist der häufige Wechsel zwischen Belastung und Entlastung der Finger. Jede Tätigkeit, bei der sich sehr häufig gleichförmige Bewegungen wiederholen – und das gilt keineswegs nur für das Tippen –, erfordert einen möglichst gut ausbalancierten Wechsel zwischen Belastung und Entlastung. Zudem helfen weitere vorbeugende Maßnahmen. Denn wenn aus der Belastung erst einmal eine Überlastung geworden ist, hat der Körper bereits Schaden erlitten. Diesen zu beheben, braucht deutlich mehr Zeit, als Sie für die Maßnahmen zur Vorbeugung benötigen.

Wechsel zwischen Belastung und Entspannung

Maus ist nicht gleich Maus

Um die ergonomischen Anforderungen an Computermäuse klarer zu definieren, ist für 2003 eine entsprechende DIN-Norm geplant. Am besten geeignet sind möglichst flache Modelle, die in der Breite zu der Handfläche ihres Benutzers passen.

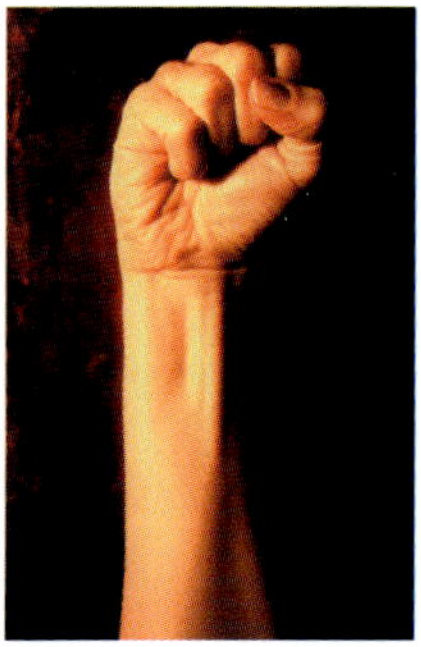

Der eingeklemmte Nerv

Wenn der Nerv bedrängt wird: das Karpaltunnelsyndrom

Neues Krankheitsbild in der Arbeitsmedizin

Eine weitere Erkrankung am Handgelenk ist das Karpaltunnelsyndrom. Da nicht auszuschließen ist, dass es auch bei der Bildschirmarbeit eine Rolle spielt, wird es hier vorgestellt. Unter Karpaltunnel versteht der Arzt einen flachen Kanal am Handgelenk, der auf der einen Seite aus den Handwurzelknochen, auf der anderen Seite durch ein kräftiges, quer verlaufendes Band gebildet wird. In diesem Kanal verlaufen die Sehnen der langen Fingerbeugemuskeln und der Medianusnerv. Liegt ein Karpaltunnelsyndrom vor, wird dieser Nerv im Kanal eingeengt. Bei Experten herrscht bislang Uneinigkeit darüber, ob etwa das Tippen tatsächlich als Ursache dieser Erkrankung in Frage kommt. Eine 1997 durchgeführte Studie der Bundesanstalt für Arbeitsschutz und Arbeitsmedizin (BauA) hat ergeben, dass Berufstätige, die am Computer arbeiten, nicht häufiger unter einem Karpaltunnelsyndrom leiden als der Durchschnitt der Bevölkerung. Doch die Frage ist damit nicht abschließend geklärt. In amerikanischen Untersuchungen zur Arbeitsmedizin beispielsweise hat dieses Krankheitsbild einen bedeutenden Stellenwert. Denn dort wurde – allerdings bei Beschäftigten verschiedenster Berufsgruppen – festgestellt, dass das Karpaltunnelsyndrom bei Betroffenen zu durchschnittlich 30 Tagen Arbeitsausfall führt. Zum Vergleich: Patienten mit Knochenbrüchen fehlen 20 Tage und Patienten mit Sehnenentzündungen nur zehn Tage am Arbeitsplatz. Es gibt viele Faktoren, die eine derartige Verengung des Karpalkanals auslösen können. In Frage kommen unter anderem:

- Hormonelle Veränderungen durch Schwangerschaft oder Wechseljahre
- Schilddrüsenstörungen
- Fehlstellungen der Handwurzelknochen beispielsweise nach einem schlecht verheilten Knochenbruch
- Verrenkungen
- Rheumatische Erkrankungen

Auch eine Entzündung der Sehnenscheiden, zum Beispiel beim Mausarm, kann den Karpalkanal einengen und dadurch den Nerv in Bedrängnis bringen. Am Karpaltunnelsyndrom erkranken überwiegend Frauen zwischen dem 40. und 50. Lebensjahr.

Ameisenkribbeln und Gefühlsstörungen: typische Beschwerden beim Karpaltunnelsyndrom

Der eingeklemmte Nerv verursacht heftige Beschwerden. Sie beginnen recht harmlos mit leichtem Kribbeln und einem verminderten Gefühl an den Fingerspitzen. Dadurch können kleine Gegenstände oft nicht mehr sicher aufgenommen werden. Bald treten jedoch nachts Schmerzen im gesamten Arm und in der Schulter sowie störende Empfindungen wie Kribbeln oder Ameisenlaufen auf.

Viele Betroffene erwachen davon und müssen sich die Hände reiben, sie ausschütteln, massieren oder gar in warmem Wasser baden, damit die Beschwerden nachlassen und wieder Schlaf zu finden ist. Morgens wird die Hand als angeschwollen empfunden und feine Bewegungen fallen schwer. Die Schmerzen verstärken sich tagsüber bei Belastung. Hält die Quetschung des Nervs länger an, sterben einzelne Nervenfasern ab. Dann nehmen die Gefühlsstörungen zu und bestimmte Muskeln schmelzen dahin. Am häufigsten schwindet der Muskel am seitlichen Daumenballen. Auch die Kraft der ganzen Hand kann nachlassen.

Starke Beschwerden stören die Nachtruhe

Muskelschwund an der Hand

Meist vermutet der Arzt allein aufgrund dieser Symptome, dass ein Karpaltunnelsyndrom vorliegt. Ein Schmerz, den er durch lokalen Druck auf den Karpalkanal erzeugt, bestärkt ihn in seiner Vermutung. Um sicherzugehen, werden jedoch häufig noch apparative Untersuchungen angeschlossen. So lässt sich durch eine Röntgenaufnahme des Handgelenks klären, ob etwa ein in Fehlstellung verheilter Knochenbruch für die Einengung des Karpalkanals verantwortlich ist. Die wichtigsten Untersuchungen sind die Elektromyographie und die Prüfung der Nervenleitgeschwindigkeit. Sie geben Auskunft über den Schweregrad des Nervenschadens und sichern die Diagnose.

Elektromyographie

Behandlungsmöglichkeiten

Zunächst kann ein Versuch gestartet werden, die Beschwerden ohne Operation in den Griff zu bekommen. Die Behandlung besteht dann in der Ruhigstellung des betroffenen Arms mit Hilfe einer gepolsterten Schiene. Diese Ruhigstellung, die in der Regel mehrere Wochen andauern muss, kann tags und nachts oder nur während der Nacht

Ruhigstellung über mehrere Wochen

erfolgen. Eine Nachtschiene zu tragen belästigt aber erheblich, und die meisten Betroffenen halten es nicht lange genug durch, so dass der Heilungsprozess nicht abgeschlossen werden kann. Zusätzlich erhält der Patient entzündungshemmende Medikamente.

Hilfe durch chirurgischen Eingriff

Der nichtoperativen Behandlung bleibt häufig der Erfolg versagt. Entweder lassen sich die Beschwerden überhaupt nicht zum Verschwinden bringen, oder sie treten kurze Zeit nach Beendigung der Ruhigstellung wieder auf. Wirksamere Hilfe ist daher von einem chirurgischen Eingriff zu erwarten, bei dem das quer über das Handgelenk verlaufende Band vorsichtig gespalten wird. Das geschieht unter regionaler Betäubung, die in die Achselhöhle gesetzt wird. Nach der Operation muss die Hand für etwa drei Wochen geschont werden. Danach kann der Betroffene mit leichter Belastung beginnen, die langsam gesteigert wird. Bei 90 Prozent der Operierten verschwinden die Beschwerden nach dem Eingriff.

Auch nach Höchstleistungen im Büro nicht ausgeschlossen: der Tennisellenbogen

Auch wenn die Bezeichnung eher an Freizeit als ans Büro denken lässt: Am PC kann man sich genauso einen Tennisellenbogen »erarbeiten« wie auf dem Tennisplatz. Der Mechanismus ist der

Doch auch hier ist der gelungensten Operation wieder die Vorbeugung vorzuziehen. Dafür gelten im Wesentlichen die gleichen Tipps wie bei der Verhinderung des Mausarms (siehe Seite 19). Die amerikanische Gesellschaft zur Behandlung von Berufskrankheiten empfiehlt zwei weitere Übungen zur Entspannung und Dehnung der Hände, die sich am Arbeitsplatz problemlos durchführen lassen:

- Legen Sie die Hände gegenläufig aufeinander und ziehen Sie wechselseitig mit den Fingern sanft am Handgelenk. Zehn Sekunden halten, einmal pro Stunde wiederholen.
- Öffnen und schließen Sie die Hand kräftig. Ballen Sie dabei eine feste Faust und halten Sie sie für 10 Sekunden. 10-mal pro Tag wiederholen.

Vorbeugen

Gleiche: Die Muskeln, die am äußeren Ellenbogenköpfchen ansetzen, werden überbeansprucht. Durch die Überlastung verändert sich das Muskelgewebe am Ansatz, es kommt zu einer Entzündung. Wenn die Belastung wiederholt wird, die diese ausgelöst hat, treten heftige Schmerzen auf. Aber auch alltägliche Bewegungen wie ein Händeschütteln können beim Tennisarm Schmerzen auslösen. Der Arzt kann durch gezielten Druck auf das äußere Ellenbogenköpfchen prüfen, ob die Beschwerden tatsächlich von dort ausgehen. Die Behandlung besteht in Schonung, Reduzierung der auslösenden Belastung und Maßnahmen, die die lokale Durchblutung verbessern. Dazu zählen Kälte- und Wärmebehandlungen, eine spezielle Massage der Streckmuskeln am Unterarm sowie der Einsatz von Ultraschall oder Mikrowellen. Viele Orthopäden erzielen auch gute Erfolge mit der örtlichen Injektion eines lokalen Betäubungsmittels in Kombination mit Kortison. In Einzelfällen wurde beschrieben, dass ein Tennisarm mit Akupunktur erfolgreich behandelt wurde, doch hierfür gibt es noch keinen allgemein anerkannten Beweis.

Überlastung führt zu Entzündung

Ultraschall oder Mikrowellen

Akupunktur

Wenn die konservative Therapie nicht zum Erfolg führt, kommt ein operativer Eingriff in Betracht. Dabei werden zum einen schmerzleitende Nervenfasern durchtrennt, zum anderen wird ein Muskel gespalten, um im Ellenbogenraum mehr Platz zu schaffen.
Für die Vorbeugung des Tennisellenbogens gelten die gleichen Empfehlungen wie beim Mausarm und beim Karpaltunnelsyndrom (siehe Seite 18 und 22).

Schultern, Nacken, Kopf: eine Muskeleinheit, die oft schmerzt

Erinnern Sie sich an Nicole M. und Stefanie B., die Beispielfälle am Anfang dieses Kapitels? Bei Nicole M. machten sich nach einem Tag intensiver, fast pausenloser Bildschirmarbeit heftige Kopf- und Nackenschmerzen bemerkbar. Stefanie B. litt nach dem Einsatz an einem fremden Arbeitsplatz unter Schulter- und Nackenverspannungen. Bei beiden Frauen streikten die Muskeln in der Nacken- und Schulterregion – ein häufiges Beschwerdebild bei der Arbeit am Computer. Denn wie bereits erwähnt verlangt das Sitzen vor dem Bildschirm dem Körper sehr viel statische Arbeit ab, und dies oft in einer ungünstigen Haltung. Um zu verstehen, wie der Nacken- und Schultergürtel aufgebaut ist und warum er zu Verspannungen neigt, sind einige anatomische Grundkenntnisse erforderlich.

Ungünstige Haltung verursacht Schmerzen

Für Präzision und Wendigkeit: Halswirbelsäule und Nacken-Schulter-Muskulatur

Die Halswirbelsäule ist der bei weitem beweglichste Teil des Rückgrats. Der Kopf lässt sich rasch nach vorne und hinten neigen sowie weit nach rechts und links drehen. Derart hohe Freiheitsgrade bedeuten für ein Gelenk, dass es nur wenig durch Knochen geführt wird. Im Gegensatz zu einem Scharniergelenk wie etwa dem Ellenbogen, das schon durch die knöchernen Anteile sehr fest ist, müssen die beiden Kopfgelenke durch viele Bänder stabilisiert werden.

Zwei Kopfgelenke für maximale Beweglichkeit

Zwei Kopfgelenke? Ja, denn für das Drehen und Neigen des Kopfes sind zwei unterschiedliche Gelenke verantwortlich. Sie werden vom Schädel und den beiden obersten Halswirbeln, Atlas und Axis, gebildet. Diese Wirbel sehen völlig anders aus als die übrigen: Der zweite Halswirbel, der Axis, hat nach oben hin eine zapfenförmige Verlängerung. Der erste Halswirbel, Atlas genannt, sieht aus wie ein Ring. In der Mitte weist er statt des knöchernen Wirbelkörpers der übrigen Wirbel eine Öffnung auf.

Atlas und Axis

In diese Öffnung ragt von unten der Zapfen des Axis hinein. Durch Drehung des Atlas gegen den Axis wird der Kopf gegenüber der Wirbelsäule drehbar – das ist das untere Kopfgelenk. Damit der Zapfen des Axis sich nicht in Richtung Rückenmark verschieben kann, wird er durch starke Bänder gehalten. Atlas und Schädel wiederum sind durch das obere Kopfgelenk verbunden. An der Oberseite in den seitlichen Bereichen des Atlas befinden sich eiförmige Gelenkflächen, in die die Gelenkknorpel des Hinterkopfes exakt hineinpassen. Auch hier sind kräftige Bänder notwendig, um das Gelenk sicher zu führen.

Für die Beweglichkeit des Kopfes spielen auch die übrigen Halswirbel, die Bandscheiben und eine Vielzahl von Muskeln eine Rolle. Sie sind an allen Kopfbewegungen beteiligt, und nur dank ihrer Feinabstimmung lässt sich der Kopf so präzise bewegen.

Die wichtigsten Muskeln sind dabei neben den kurzen Nackenmuskeln, die den Kopf aufrecht halten, jene, die den oberen Rücken mit den Armen verbinden: Der Kapuzenmuskel und der breiteste Rückenmuskel bilden die oberste Muskelschicht und bewegen vom Rücken aus Arme, Schulterblätter und Beine. Ebenfalls am Hinterkopf setzt der lange Rückenstrecker an, der den Rumpf aufrichtet. Er reicht bis hinunter ans Becken und bezieht auch die Rippen mit ein.

Mit Kamelhals vor dem Bildschirm: Dauereinsatz für die Nackenmuskeln

Die kurzen Nackenmuskeln müssen bei der Computerarbeit Schwerstarbeit leisten. Sie sind ohnehin im Dauereinsatz, da der Schwerpunkt des Kopfes vor der Halswirbelsäule liegt. Die Nackenmuskeln müssen daher bei aufrechter Körperhaltung ständig den Kopf nach hinten ziehen. Jeder Mensch richtet automatisch den Kopf nach oben, hält ihn weitgehend gerade und ohne seitliche Neigung, so dass beide Augen auf gleicher Höhe stehen. Um diese Position einnehmen und dauerhaft beibehalten zu können, sind in die Nackenmuskulatur unzählige Sensoren eingelagert, die dem Gehirn ständig Informationen über die Kopfhaltung liefern. Diese Fühler reagieren empfindlich auf Fehlbelastungen, die bei der Computerarbeit häufig auftreten.

Fehlbelastung vor dem Bildschirm

Ein Beispiel für die prompte Reaktion der Nackenmuskeln auf eine Fehlhaltung bietet Nicole M.s Fall. Stundenlang hat sie fast ohne Unterbrechung auf den Bildschirm gestarrt – nicht einmal eine Mittagspause hat sie sich gegönnt, sondern »nebenbei« ein belegtes Brötchen verzehrt. Ein derart angestrengtes, monotones Arbeiten lässt die Schulter- und Nackenmuskeln komplett verkrampfen. Der Kopf wird nach vorne gereckt und in eine Stellung gebracht, die der Kopfhaltung des Kamels ähnelt. Den Begriff Kamelhalsstellung benutzen Radiologen tatsächlich, wenn sie die Folgen derartiger Fehlbelastung an der Wirbelsäule beschreiben wollen. Dann hat jahrelanger, übermäßiger Zug der Nackenmuskulatur die Halswirbel nämlich in eine überstreckte Position gebracht, was wiederum den Bandscheiben schadet. Doch so weit muss es nicht kommen, wenn Sie bei den ersten Beschwerden konsequent gegensteuern.

Schlechte ergonomische Bedingungen strapazieren Schultergürtel und Nacken

Falsche Einstellungen am Arbeitsplatz

Bei Stefanie B. reagierten Schultergürtel und Nacken ebenfalls auf eine falsche Belastung. Sie saß, wie sich herausstellte, an einem Arbeitsplatz, der ergonomisch nicht auf sie abgestimmt war. Der Stuhl war zu niedrig eingestellt, der Abstand zwischen Sitzhöhe und Tischhöhe stimmte nicht. Um an die Tastatur zu kommen, musste Stefanie B. die Hände ein ganzes Stück höher heben als an ihrem gewohnten Arbeitsplatz. »Ein ganzes Stück höher« können

Auch Büroarbeiter, die seit Jahren auf ihrem Platz sitzen, haben oft erschreckend falsch eingestellte Stühle. Überprüfen Sie doch einmal, wie Sie sitzen ...

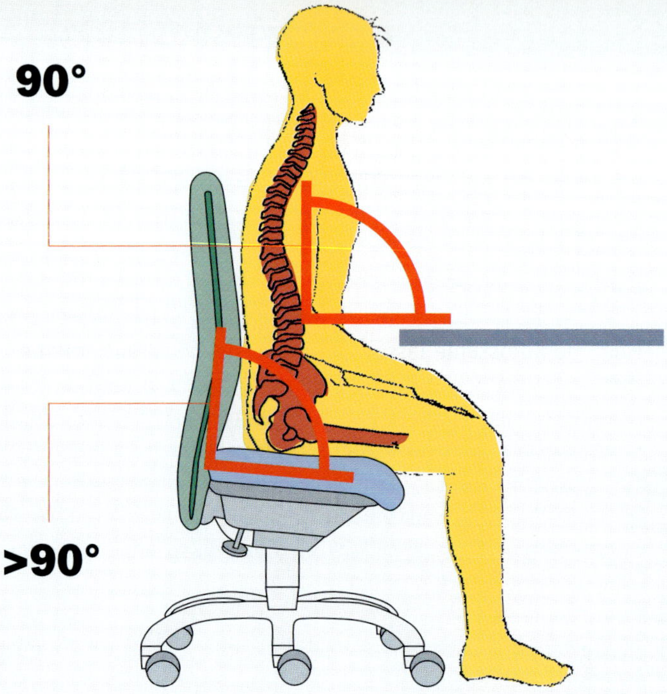

durchaus nur fünf Zentimeter sein – eine Differenz, die man selbst gar nicht bewusst wahrnimmt. Da der Schultergürtel aber stundenlang die gesamte Last der erhobenen Arme tragen muss, wenn man eine PC-Tastatur bedient, bedeuten fünf Zentimeter mehr Höhenunterschied einige Zentner mehr Hebeleistung am Tag.
Wie man an einem zu hohen Arbeitstisch sitzt, kann man sich bildlich vor Augen führen: Stellen Sie sich ein Kind vor, das mit Ihnen am Esstisch sitzt. Welche Haltung nimmt es ein? Die Arme müssen so weit gehoben werden, dass dazu die Mithilfe der Schultermuskeln notwendig wird. Das Kind sitzt mit komplett angehobenem Schultergürtel am Tisch und muss meist die Arme auflegen, um sie überhaupt in dieser Position halten zu können. Dass dies – selbst in abgeschwächter Form – eine anstrengende und zur Arbeit ungeeignete Haltung ist, bedarf keiner weiteren Erläuterung. Verschärft wird dieses Problem, wenn nicht genügend Auflagefläche für die Arme vorhanden ist.

Ähnliche Beschwerden wie Stefanie B. können alle Berufstätigen entwickeln, die häufig den Arbeitsplatz wechseln – wie es auch im »mobilen Büro« der Fall ist, in dem sich jeder einen freien Platz sucht, wenn er morgens kommt, und die Schreibtische nicht mehr fest zugeteilt sind. Abhilfe schafft das exakte Einstellen des Bürostuhls vor Arbeitsbeginn. Richtig eingestellt sind die Sitz- und Tischhöhe, wenn der Winkel zwischen Unter- und Oberarm beim Tippen etwa 90° beträgt. Dann muss die Schulter nicht mit angehoben werden.

Moderne Bürostühle lassen sich nicht nur in ihrer Sitzhöhe, sondern auch in ihrer Lehnenneigung und Sitztiefe verstellen – aber man muss es auch tun! Wenn Sie nicht sicher sind, wie Ihr Stuhl eingestellt sein sollte, fragen Sie den zuständigen Arbeitsmediziner. Manchmal kommt einem die von ihm empfohlene Einstellung unbequem vor. Dennoch sollte man sie unbedingt erst einmal ein paar Tage ausprobieren und nicht gleich wieder den alten Zustand herstellen – denn oft erweist sich die Empfehlung erst nach einiger Zeit als vorteilhaft.

Tipps vom Arbeitsmediziner

Beschwerden am Schultergürtel und im Nacken entstehen nicht nur durch die falsche Sitz- und Tischhöhe, sondern auch, wenn dem Körper ständig Drehbewegungen zugemutet werden. Dies ist der Fall, wenn sich beispielsweise die Schreibvorlage oder der Monitor zu weit seitlich vom Arbeitenden befinden, so dass der Kopf immer wieder zur selben Seite gedreht werden muss. Ungünstig ist es auch, wenn die ganze Anordnung des Arbeitsplatzes mit Computer und Schreibtisch dazu verleitet, sich nicht jeweils gerade vor den PC oder vor die Arbeitsfläche zu setzen, sondern mit Drehungen zwischen beiden hin und her zu wechseln. Kaum jemand ist dabei so konsequent, stets den gesamten Körper zu drehen. Teildrehungen gehen jedoch regelmäßig auf Kosten der Hals- oder der Lendenwirbelsäule.

Ungesunde Teildrehungen

Wenn genügend Platz zur Verfügung steht, kann die Anordnung von Schreibfläche und PC auf einem langen Tisch entlang einer Linie helfen – dann müssen Sie mit dem Stuhl parallel zur Tischkante hin und her rollen und sitzen dabei immer gerade vor Ihrer Arbeit.

Wenn die Halswirbelsäule betroffen ist: das Zervikalsyndrom

Zervikalsyndrom ist ein Oberbegriff für vielfältige Beschwerdebilder, die in Zusammenhang mit der Halswirbelsäule stehen. Je nachdem, ob die Beschwerden sich mehr auf Kopf und Nacken oder eher auf Schultern und Arme konzentrieren, spricht der Arzt vom oberen Zervikalsyndrom (zervikozephales Syndrom) oder unteren Zervikalsyndrom (zervikobrachiales Syndrom, Schulter-Arm-Syndrom). Zusätzlich wird die Bezeichnung lokales Zervikalsyndrom verwendet, wenn ausschließlich die Halsregion betroffen ist. Dieser Einteilung entsprechend könnte man die Beschwerden von Nicole M. dem lokalen Zervikalsyndrom und die von Stefanie B. dem unteren Zervikalsyndrom zuordnen.

Ursachen des Zervikalsyndroms

Arthrosen der Wirbelgelenke

Zervikalsyndrome können verschiedene Ursachen haben. Bei Menschen, die viel am Computer arbeiten, stehen dabei Muskelverspannungen an erster Stelle. Auch Arthrosen der kleinen Wirbelgelenke, also Abnutzungserscheinungen an den Knorpelflächen dieser Gelenke, können die Ursache sein.

Daneben kommen Schädigungen der Nervenwurzeln, ausgelöst durch harte Veränderungen an den Halswirbeln oder verformte Bandscheiben als Auslöser in Frage. Schließlich können auch Nervenreizungen am Hinterkopf ein Zervikalsyndrom verursachen. Während Verspannungen und Nervenreizungen eher ein akutes Zervikalsyndrom auslösen, führen die Knochenveränderungen an den Halswirbeln und die Bandscheibenprobleme meist zu chronischen Beschwerden.

Abnutzungsbedingte Veränderungen an den Halswirbeln und an den Bandscheiben lassen sich mit zunehmendem Lebensalter immer häufiger nachweisen – jenseits des 70. Lebensjahres ist fast jeder betroffen. Das bedeutet aber nicht, dass auch jeder Beschwerden bekommt.

Brennender Schmerz an Hals und Nacken: das lokale Zervikalsyndrom

Ausstrahlender Schmerz am Nacken

Das lokale Zervikalsyndrom macht sich durch einen brennenden oder ziehenden Schmerz in der Hals-Nacken-Region bemerkbar. Dieser kann in die Schulter ausstrahlen und ist von der Körperhaltung abhängig. Der Schmerz beginnt entweder ganz plötzlich, zum Beispiel bei einer abrupten Drehbewegung des Kopfes, oder setzt schleichend ein. Meist gehen mit den Schmerzen eine Bewegungseinschränkung der Halswirbelsäule und ein tastbarer Hartspann der Nackenmuskulatur einher.

Schmerzende Arme und Gefühlsstörungen: das untere Zervikalsyndrom

Beim unteren Zervikalsyndrom treten dieselben Beschwerden wie beim Zervikalsyndrom auf, die Schmerzen strahlen hier allerdings zusätzlich in einen oder beide Arme aus. Ferner können Gefühlsstörungen an den Fingern auftreten, etwa ein pelziges oder taubes Gefühl. Auch Muskelschwächen an einzelnen Fingern oder an der Hand kommen vor. Beim unteren Zervikalsyndrom kann der Arzt die Beschwerden in der Regel einem bestimmten Wirbelabschnitt zuordnen. Die neurologischen Störungen an Hand und Arm zeigen nämlich an, welche Nervenwurzel durch die Veränderungen an der Wirbelsäule beeinträchtigt wird.

Ursachenklärung durch Röntgenbilder

Durch ein Röntgenbild der Halswirbelsäule lässt sich mitunter klären, ob knöcherne Veränderungen an einem Halswirbel oder die Verschmälerung einer oder mehrerer Bandscheiben die Beschwerden auslösen. In vielen Fällen findet sich aber kein plausibler Zusammenhang zwischen dem Ergebnis der Röntgenuntersuchung und den Beschwerden des Patienten. Immerhin bietet das Röntgenbild in einem solchen Fall aber die Möglichkeit auszuschließen, dass ein Tumor oder eine Entzündung hinter den Schmerzen steckt.

Schwindelattacken und Kopfweh: das obere Zervikalsyndrom

Das obere Zervikalsyndrom wirkt sich auch auf den Kopf aus. Neben Kopfschmerzen kommen Schwindelattacken vor, seltener treten zusätzlich Hör-, Seh- oder Schluckstörungen auf. Die Beschwerden sind meist von der Kopfhaltung abhängig. So werden etwa die Kopfschmerzen durch bestimmte Kopfbewegungen ausgelöst, verschlimmert oder auch gelindert. Manchmal rufen schon eine rasche Kopfdrehung oder der Blick nach oben mit zurückgelegtem Kopf Drehschwindel hervor.

Drehschwindel

Das obere Zervikalsyndrom entsteht durch eine Einengung der Vertebralis-Arterie, die seitlich an den Halswirbeln entlang hinauf verläuft und bis in den Hinterkopf und ins Gehirn reicht. Diese Schlagader kann an verschiedenen Stellen durch Knochenbildungen der Halswirbel, durch eine Achsenabweichung der Halswirbelsäule oder durch eine Fehlstellung der Gelenke am Kopf-Hals-Übergang in Bedrängnis geraten. Wie beim unteren Zervikalsyndrom sollte eine Röntgenaufnahme der Halswirbelsäule angefertigt werden. Bei Verdacht auf einen Bandscheibenvorfall, einen

Tumorverdacht ausräumen

Tumor oder eine Entzündung können zusätzlich eine Computertomographie und Kernspintomographie erforderlich werden. Beide Untersuchungen liefern sehr genaue Quer- und Längsschnittbilder des Körpers.

Kopfschmerzen lassen sich auf sehr viele verschiedene Ursachen zurückführen. Bei Menschen, die viel am Bildschirm sitzen, ist eine mögliche Sehstörung der wichtigste Auslöser: Stimmt der Abstand Ihrer Augen zum Monitor, flimmert der Monitor, hat Ihre Brille noch die richtige Stärke?

Migräne

Weitere Gründe für Kopfschmerzen sind unter anderem Erkältungskrankheiten und Infektionen der Nasennebenhöhlen, Migräne oder Spannungskopfschmerz. Wenn die Kopfschmerzen sehr stark oder lang anhaltend sind, sollten Sie zum Arzt gehen. Das Gleiche gilt, wenn ein bekannter Kopfschmerz, zum Beispiel eine seit langem auftretende Migräne, plötzlich den Schmerzcharakter verändert hat.

Behandlung und Vorbeugung

Eine einfache Verspannung lässt sich durch Wärme, etwa durch Rotlichtbestrahlung oder eine Fangopackung, und durch Massagen lindern. Gleichzeitig sollte man jedoch versuchen, die Belastung zu verringern, welche die Verspannung ausgelöst hat. Dies kann durch eine Veränderung am Arbeitsplatz geschehen, beispielsweise durch Optimierung der Arbeits- und Sitzhöhe oder ähnliche Maßnahmen. Wechseln Sie bei der Arbeit häufiger die Haltung, stehen Sie zwischendurch auf oder machen Sie Dehnungsübungen. In der Freizeit schafft sportliche Betätigung den nötigen Ausgleich. Bei heftigen oder wiederholten Beschwerden raten Ärzte zur kurzfristigen Ruhigstellung. Eine Halskrawatte oder einen Watteverband sollte man allerdings nur wenige Tage lang tragen, weil dies unter Umständen dazu führen kann, dass die Beschwerden noch länger anhalten. Bewährt haben sich auch Reizstrombehandlungen, Ultraschalltherapie und spezielle krankengymnastische Übungen zur Stärkung der Hals- und Schultermuskulatur.
Beim unteren Zervikalsyndrom kann darüber hinaus leichter Zug am Kopf mittels einer Schlingenkonstruktion manchen Patienten Erleichterung verschaffen. Die nach ihrem Erfinder Glisson, einem französischen Arzt des 17. Jahrhunderts, Glisson-Schlinge

Glisson-Schlinge

benannte Konstruktion besteht aus einem Lederriemen, der um Kinn und Hinterkopf gelegt wird. Während der Patient sitzen bleibt, wird ein leichter Zug nach oben ausgeübt. Die Behandlung dauert zehn bis 15 Minuten und muss mehrmals wiederholt werden. Ein weiteres auf Schlingen basierendes Hilfsmittel ist der Schlingentisch. Hier wird der Patient waagerecht in mehreren Schlingen hängend »schwerelos« gelagert. Dies ermöglicht es, physiotherapeutische Bewegungsübungen bei verringerter Muskelspannung auszuführen. Sind die Beschwerden akut und sehr stark, können kurzfristig entzündungshemmende Schmerzmittel oder muskelentspannende Medikamente eingesetzt werden. Die dauerhafte Einnahme dieser Medikamente ist aber keine Lösung, da sie an den Ursachen des Zervikalsyndroms nichts ändert. Langfristig überwiegen die negativen Folgen auf Magen, Darm, Leber und Blut.

Nicht mit den Nebenwirkungen »geschluckter« Medikamente behaftet, aber sehr effektiv ist die Injektionsbehandlung. Dazu werden entweder Quaddeln direkt unter die Haut gesetzt, oder die Muskeln werden direkt mit einem örtlichen Betäubungsmittel infiltriert. Dadurch entspannt sich die Muskulatur, wodurch der Teufelskreis aus Schmerz, Verspannung und Druckschädigung der Nervenwurzel unterbrochen wird.

Quaddeln

Nichts geht mehr: der Hexenschuss am Hals

Der akute Schiefhals (Torticollis) gehört zwar zum Zervikalsyndrom, entsteht aber häufig nicht nach einer Belastung, sondern über Nacht. Er ist eine Art Hexenschuss der Halswirbelsäule: Der Betroffene kann Hals und Schultern nicht mehr bewegen, und der Kopf ist in einer bestimmten Position fixiert – meist nach einer Seite gedreht. Der Versuch, den Kopf in eine gerade Haltung zu bringen, scheitert an den heftigen Schmerzen und an einer Gelenkblockierung. Diese ist die Ursache des Schiefhalses. Unbewusst wird, beispielsweise im Schlaf, der Bewegungsumfang der kleinen Gelenke an der Halswirbelsäule überschritten. Dadurch verkanten sich die Wirbelgelenke. Da ihre Gelenkkapseln sehr schmerzempfindlich sind, wird durch die Verkantung ein Schmerzreiz an die Muskulatur weitergegeben. Diese verkrampft sich, um die Gelenke zu schützen – das Ergebnis ist eine brettharte, extrem druckschmerzempfindliche Halsmuskulatur, die den Betroffenen zur Unbeweglichkeit verdammt. In seltenen Fällen kann sich hinter dem Schiefhals ein Bandscheibenschaden an der Halswirbelsäule verbergen, daher ist die ärztliche Untersuchung anzuraten. Die Behandlung des Schiefhalses erfordert etwas Geduld. Manchmal gelingt es, die Beweglichkeit der Halswirbelsäule durch chirotherapeutische Handgriffe wiederherzustellen – allerdings nur, wenn der Patient innerhalb von vier bis sechs Stunden nach Beginn der Beschwerden den Arzt aufsucht. Aber auch dann lässt sich die Blockierung nicht mit Sicherheit lösen.

Chirotherapie

Der Versuch darf nur von einem chirotherapeutisch erfahrenen Arzt ausgeführt werden. An der Halswirbelsäule sollten nichtärztliche Chirotherapeuten ohnehin nicht tätig werden. Dies gilt besonders für ein akutes Beschwerdebild wie den Schiefhals.

Entkrampfung schmerzender Muskeln

Wenn die Chirotherapie nicht möglich oder nicht gewünscht ist, kann eine Infiltrationsbehandlung mit einem örtlichen Betäubungsmittel helfen. Dadurch lassen sich besonders schmerzhafte Muskelstränge entkrampfen. Auch ein wärmender Verband wird als angenehm empfunden, sei es in Form eines Schals oder eines vom Arzt angelegten, leicht stützenden Watteverbands. Bei starken Schmerzen und gestörtem Nachtschlaf kann ein leichtes Schmerzmittel eingenommen werden. Solange die Beschwerden anhalten, sollte man Überanstrengungen vermeiden und sich vor Kälte und Zugluft schützen.

Wenn die Halswirbelsäule schwere Bandscheibenschäden aufweist

Wenn eine Operation notwendig wird

Vorwölbungen oder andere abnutzungsbedingte Schäden an den Bandscheiben der Halswirbelsäule gehören zu den häufigen Ursachen des Zervikalsyndroms. In den meisten Fällen lassen sie sich wie oben beschrieben behandeln. Wenn jedoch eine Einengung des Rückenmarks oder eine schwere Schädigung einer Nervenwurzel dazu führt, dass wichtige Arm- und Handmuskeln ausfallen, wird ein operativer Eingriff notwendig. Auch Schmerzen, die sich auf andere Weise nicht beheben lassen, können eine Operation begründen. Dabei wird heute meistens eine Stabilisierung der Halswirbelsäule durch die feste knöcherne Verbindung derjenigen Halswirbel angestrebt, zwischen denen sich die defekte Bandscheibe befindet. Die degenerierten Bandscheibenteile werden entfernt. Im Verhältnis zu der großen Anzahl von Menschen mit bandscheibenbedingten Zervikalbeschwerden muss die Operation relativ selten durchgeführt werden. Bei den meisten Betroffenen lässt sich der Bandscheibenvorfall ohne chirurgischen Eingriff zurückdrängen.

Praktische Übungen für Nacken, Schultern und Arme

Durch Gymnastik kann man den typischen Beschwerden in Nacken, Schultern und Armen wirksam vorbeugen. Achten Sie bei allen Übungen darauf, die Dehnung der Muskeln und Sehnen sanft auszuweiten.

Übungen fürs Büro

Die folgenden fünf Übungen können Sie auch an Ihrem Arbeitsplatz machen. Beginnen Sie mit zwei einfachen Übungen.

1. Dehnung der seitlichen Nackenmuskeln

Setzen Sie sich breitbeinig auf einen Stuhl, am besten ohne Armlehne. Richten Sie sich auf und legen Sie die Hände locker auf die Oberschenkel.

- Drehen Sie den Kopf so weit wie möglich nach einer Seite.
- Bewegen Sie den Kopf jetzt langsam auf und ab. Wiederholen Sie die Nickbewegung in dieser Position 10-mal.

Drehen der seitlichen Nackenmuskeln

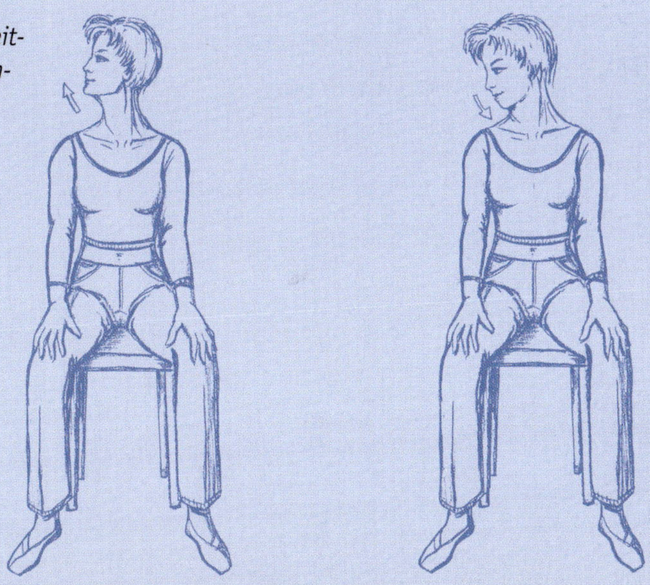

- Drehen Sie den Kopf anschließend auf die andere Seite und wiederholen Sie die Übung.

2. Dehnung der geraden Nackenmuskeln

Nehmen Sie dieselbe Grundhaltung ein wie für die erste Übung.

- Beugen Sie den Kopf vorsichtig nach vorne, so dass das Kinn so nahe wie möglich ans Brustbein kommt.
- Die Wirbelsäule soll dabei gerade gehalten werden – also keinen Rundrücken machen und die Schultern nicht hochziehen!
- Drehen Sie in dieser Stellung den Kopf langsam von rechts nach links und zurück.
- Nach jeder Seite 15-mal wiederholen.

3. Dehnung der vorderen Halsmuskeln

Setzen Sie sich aufrecht auf einen Stuhl – möglichst ohne Armlehnen.

- Den Kopf etwas nach rechts drehen und leicht nach vorne links neigen. Die linke Hand greift nun über den Kopf an die rechte Schläfe. Die rechte Hand greift seitlich unter die Sitzfläche.
- Jetzt den Oberkörper nach links beugen, so dass die rechte Schulter durch das Festhalten am Stuhl nach unten gezogen wird. Dabei werden die rechtsseitigen Muskeln von Schulter und Nacken gedehnt.

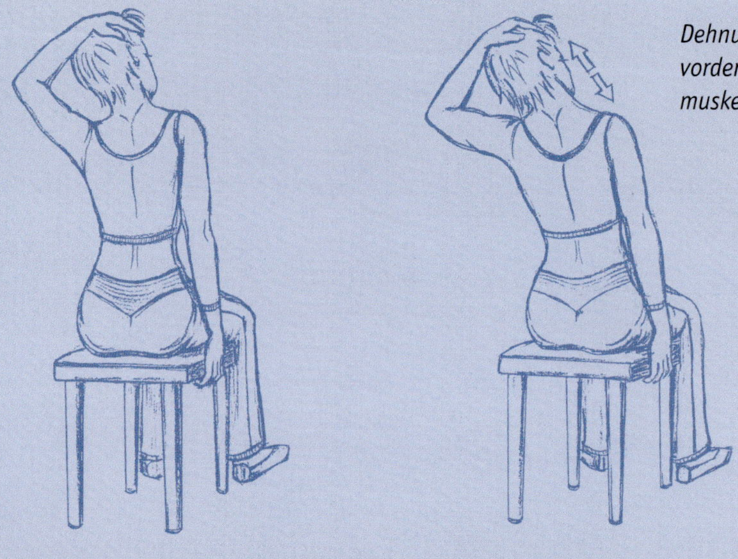

Dehnung der vorderen Halsmuskeln

- Den Griff beibehalten und die Muskeln anspannen, als wollten Sie die rechte Schulter nach oben ziehen. Halten Sie diese Position 10 Sekunden.
- Entspannen, dann den Oberkörper beim nächsten Versuch vorsichtig etwas weiter nach links beugen.
- Wiederholen Sie diese Übung so oft, bis Sie eine maximale Beugung des Oberkörpers erreichen.
- Führen Sie die Übung anschließend seitenverkehrt durch, um die linken Halsmuskeln zu dehnen.

4. Dehnung der Schulterblattheber

Für diese Übung nehmen Sie die gleiche Grundposition ein: Setzen Sie sich aufrecht auf einen Stuhl ohne Armlehnen.
Den Kopf nach vorne neigen und dabei nach links drehen. Die linke Hand liegt oberhalb des rechten Ohrs, die rechte Hand fasst weit hinten an die seitliche Stuhlkante.

- Jetzt beugen Sie den Oberkörper nach links vorne, bis sie rechts den Schulterblattmuskel spüren.
- Behalten Sie die Stellung bei und spannen Sie dann den Schulterblattmuskel an, indem Sie die rechte Schulter hochziehen. 10 Sekunden halten.
- Entspannen Sie, danach beugen Sie den Oberkörper noch etwas weiter nach links.

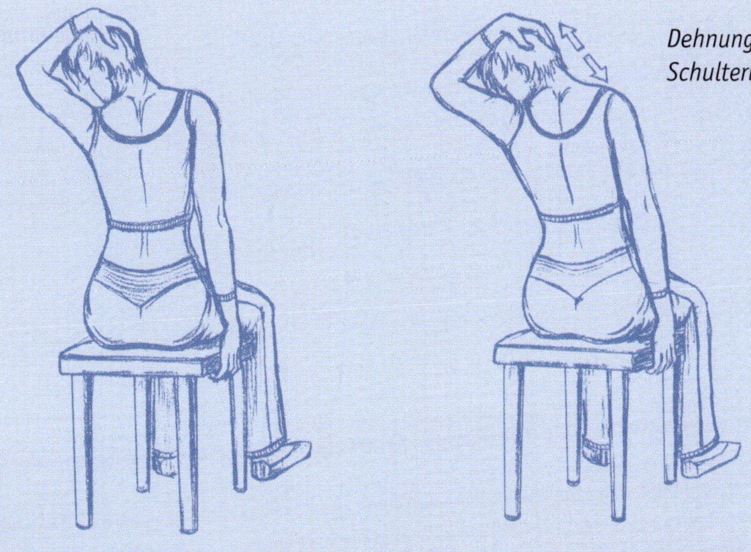

Dehnung der Schulterblattheber

- Wiederholen Sie Übung so oft, bis eine maximale Dehnung erreicht ist. Die letzte Position für 15 bis 30 Sekunden halten.
- Anschließend führen Sie die Übung seitenverkehrt durch.

5. Dehnung der gesamten Schulterpartie

Setzen Sie sich auf eine Tischkante und legen Sie die Hände neben dem Körper seitlich auf die Kante. Ziehen Sie das Kinn auf die Brust.

- Strecken Sie die Arme und lassen Sie den gesamten Rumpf an der Tischkante vorbei abwärts gleiten, so dass die Muskeln zwischen den Schulterblättern und rund um die Schultern spürbar werden.
- Spannen Sie die Rumpfmuskulatur jetzt so an, als wollten Sie sich wieder nach oben ziehen. 10 Sekunden halten.
- Entspannen Sie, lassen Sie dabei den Körper noch weiter nach unten sinken.
- Wiederholen Sie die Übung so oft, bis keine weitere Dehnung mehr möglich ist. Halten Sie die letzte Position 15 bis 30 Sekunden.
- Um die Gegenspieler der Muskeln zu aktivieren: Ziehen Sie stehend die Schultern so weit wie möglich nach oben; 10 Sekunden halten.

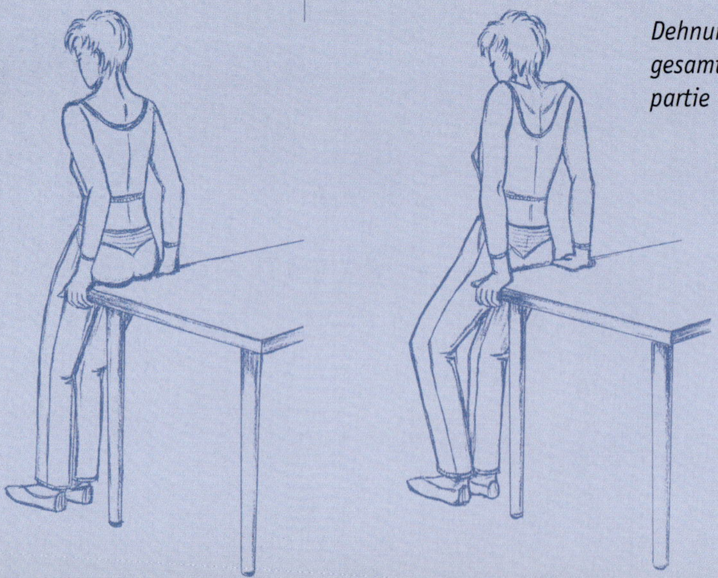

Dehnung der gesamten Schulterpartie

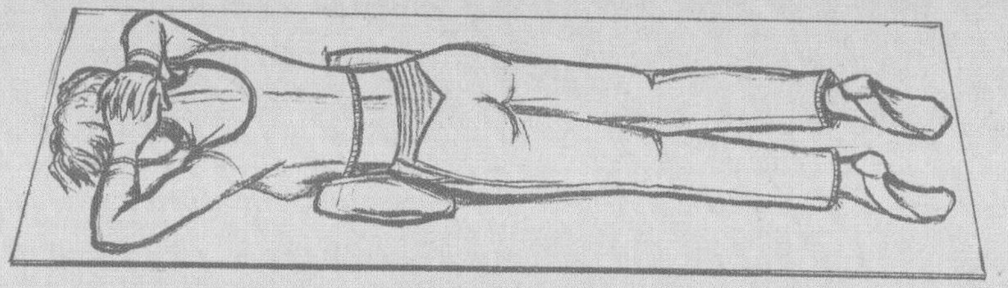

Kräftigung der Nacken- und oberen Rückenstreckmuskeln

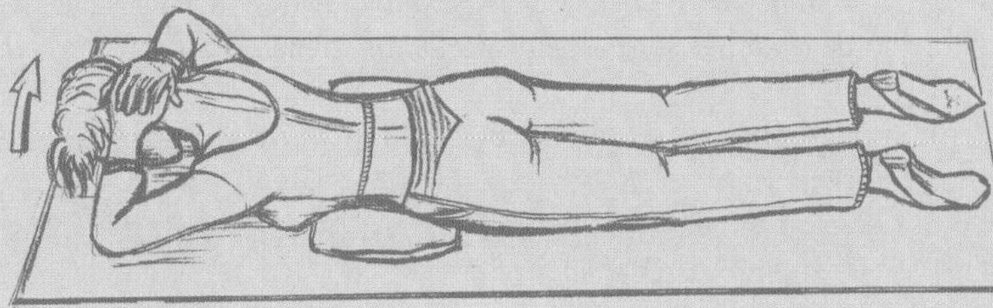

Übungen für zu Hause

6. Kräftigung der Nacken- und oberen Rückenstreckmuskeln

Legen Sie sich bäuchlings auf eine nicht zu weiche Unterlage.

- Falten Sie die Hände hinter dem Kopf.
- Spannen Sie die Rückenmuskeln an, und heben Sie den Kopf leicht an. Halten Sie diese Position für 10 Sekunden.
- Entspannen Sie, indem Sie den Kopf wieder ablegen.
- Wiederholen Sie die Übung, und versuchen Sie dabei, den Kopf etwas weiter anzuheben.
- Wenn Sie den Kopf nicht weiter anheben können, halten Sie diese letzte Position für 15 Sekunden.

7. Kräftigung der Rücken-, Nacken- und Gesäßmuskeln

Legen Sie sich bäuchlings auf eine nicht zu weiche Unterlage.

- Strecken Sie den rechten Arm aus, schauen Sie ihn an und legen Sie die linke Hand auf Ihren Hinterkopf.

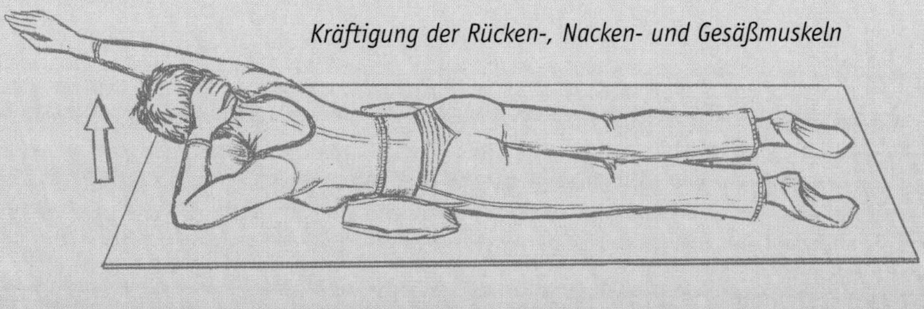

Kräftigung der Rücken-, Nacken- und Gesäßmuskeln

- Heben Sie nun den Kopf gegen den Widerstand der Hand an. Gleichzeitig heben Sie den gestreckten Arm vom Boden ab.
- Halten Sie diese Position für 10 Sekunden, dann entspannen Sie sich.
- Wiederholen Sie die Übung 10-mal.
- Wechseln Sie die Seite und führen Sie die Übung seitenverkehrt erneut 10-mal durch.

8. Dehnung der Rückwärtsbeuger des oberen Rückens

Legen Sie sich bäuchlings auf einen Tisch oder eine Bank. Der obere Teil des Brustkorbs ragt über die abgepolsterte Tischkante.

- Legen Sie die Hände auf die Schultern beziehungsweise den Nacken.
- Schauen Sie nach unten, atmen Sie aus und ziehen Sie gleichzeitig mit den Händen den Rücken so fest Richtung Fußboden, bis Sie eine Dehnung der Rückenmuskeln spüren.
- Schauen Sie nach oben, ziehen Sie dabei aber das Kinn in Richtung Hals und atmen Sie ein. Versuchen Sie, den Rücken aufzurichten, während Sie mit den Händen dagegen halten. Bleiben Sie 10 Sekunden in dieser Position.
- Entspannen und dabei wieder Richtung Bauch schauen. Ausatmen, wiederholen und dabei noch etwas mehr dehnen.
- Wiederholen Sie die Übung so oft, bis eine maximale Beugung der Brustwirbelsäule erreicht ist. Die letzte Position 15 Sekunden halten.

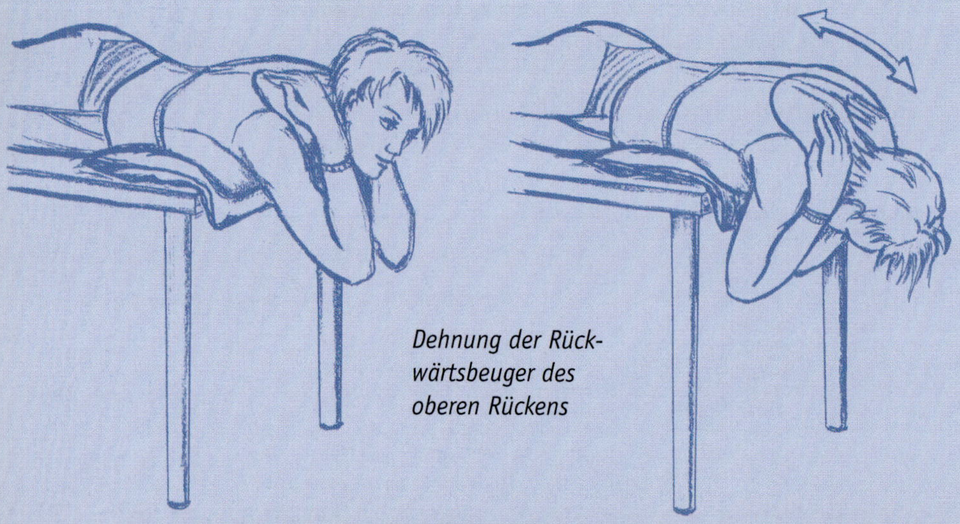

Dehnung der Rückwärtsbeuger des oberen Rückens

Haltungsschwäche

Mit krummem Rücken am Schreibtisch

Sitz gerade! Nimm die Schultern zurück! Lass dich nicht so hängen! Diese gut gemeinten Ermahnungen kennen viele von uns noch aus Kindertagen. Derzeit soll bereits jedes zweite Kind in Deutschland bei der Einschulung eine Haltungsschwäche aufweisen. Vor allem in der Pubertät dürfte die Zahl der Jugendlichen mit »schlechter Haltung« sogar noch höher liegen. Bei vielen Menschen bleibt die Haltungsschwäche im Erwachsenenalter bestehen, obwohl das Wachstum längst abgeschlossen ist. Rasches Längenwachstum gilt zwar als eine der Hauptursachen für die Entstehung der Haltungsschwäche – ein weiterer Faktor ist jedoch genauso wichtig und mit Abschluss der Pubertät keineswegs erledigt: die unterentwickelte Bauch- und Rückenmuskulatur.

Haltungsschwäche bei Kindern

Was ist überhaupt eine Haltungsschwäche? Darunter versteht man eine Abweichung der Wirbelsäulenhaltung – nicht der Wirbelsäulenform –, die durch aktives Aufrichten oder passives Dehnen völlig ausgeglichen werden kann. Eine Haltungsschwäche ist also keine Verformung der Knochen und auch kein unveränderlicher Schaden an der Wirbelsäule. Sie kann sich aber durch eine ungünstige Ausprägung der Muskeln fixieren und dadurch Beschwerden hervorrufen.

Gibt es die Normhaltung?

Die Grenze zwischen »normaler« Haltung und einer Haltungsschwäche ist schwer auszumachen. Eine präzise Trennung ist schon deshalb unmöglich, weil es die »Normhaltung« an sich nicht gibt. Die Haltung wird von der Form der Wirbelsäule und des übrigen Skeletts, von der Ausbildung der Muskulatur und vom Alter bestimmt. Aber auch die seelische Verfassung und das individuelle Selbstbewusstsein spielen dabei eine Rolle. Nicht zuletzt fließt natürlich auch die momentane körperliche Verfassung wie Erschöpfung oder Müdigkeit ein. Da die Haltung dementsprechend stark variieren kann, sollte sie eher unter funktionellen als unter statischen Gesichtspunkten betrachtet werden, wie dies der

Mannheimer Orthopäde Lutz Jani bereits vor zehn Jahren forderte. Die »normale« Haltung setzt voraus, dass man sie aktiv verändern kann und alle Teile der Wirbelsäule frei beweglich sind.

Die Wirbelsäule: tragende Achse für die Körperhaltung

Die Wirbelsäule ist der Mittelpunkt des Rückens, seine tragende Achse. Für die Beurteilung der Haltung ist sie entscheidend. Die Wirbelsäule besteht aus insgesamt 24 beweglichen Wirbeln, die in drei Abschnitte aufgeteilt werden:

- Die Halswirbelsäule mit den sieben kleinsten Wirbeln ist besonders beweglich. Dass wir den Kopf frei drehen können, geht allerdings zu Lasten der Stabilität der Halsregion. Die Nackenmuskeln müssen daher wie gezeigt besonders viel Haltearbeit leisten.
- Die Brustwirbelsäule umfasst zwölf Wirbel. Zusammen mit dem Brustkorb, also den Rippen und dem Brustbein, bildet sie einen stabilen Schutz für die inneren Organe. Die Brustwirbelsäule ist wenig beweglich und bereitet nur selten Beschwerden.
- Die fünf Wirbel der Lendenwirbelsäule hingegen sind eine »Wetterecke« des Körpers. Fast jeder Erwachsene hat wohl schon mindesten einen dieser Wirbel schmerzhaft gespürt. Die Lendenwirbel sind als unterste Wirbel, die viel Gewicht tragen müssen, sehr kräftig. Gleichzeitig verfügen sie jedoch über ein relativ hohes Maß an Beweglichkeit; zudem ist die Wirbelsäule im unteren Lendenbereich stark gekrümmt – beides Faktoren, die Beschwerden begünstigen.

Stoßdämpfer Bandscheiben

Das untere Ende der Wirbelsäule schließlich ist fast steif: Die ehemals neun untersten Wirbel sind zu Kreuz- und Steißbein zusammengewachsen. Sie werden nicht als eigener Abschnitt der Wirbelsäule gezählt. Damit die knöchernen Wirbel eine starke, aber bewegliche Gliederkette bilden können, sind Gelenke und Stoßdämpfer notwendig. Die Zwischenwirbelgelenke verbinden die Wirbel mit ihren oberen und unteren Nachbarn. Blockieren eines oder mehrere dieser Gelenke, kommt es zu einer schmerzhaften Bewegungseinschränkung.

Die wie Polster zwischen den Wirbelkörpern liegenden Bandscheiben fungieren als Stoßdämpfer. Sie bestehen aus dem faserigen, festen Bandscheibenring und dem elastischen, gallertigen Bandscheibenkern. Durch ihre Beschaffenheit können sie bei jeder Bewegung elastisch nachgeben. Im Laufe des Tages werden sie zusammengedrückt, nachts dehnen sie sich wieder aus. Daher ist man morgens etwas größer als abends.

Mit zunehmendem Alter verlieren die Bandscheiben an Elastizität und werden flacher – deshalb hat man mit 70 Jahren nicht mehr ganz die Körpergröße, die im Personalausweis angegeben ist.

Heftiger Schmerz durch verformte Bandscheiben

Wenn sich eine Bandscheibe verformt, der innen liegende Kern seine angestammte Position verlässt und sich in den Wirbelkanal oder durch die Zwischenwirbellöcher vorwölbt, kommt es zu heftigen Nervenschmerzen und schlimmstenfalls zum Bandscheibenvorfall. Im Hals- und Lendenwirbelbereich kommen Bandscheibenvorfälle wesentlich häufiger vor als an der Brustwirbelsäule.

Wirbel, Gelenke und Bandscheiben allein können den Rücken nicht aufrecht und im Gleichgewicht halten. Dazu ist das kompliziert angelegte System der Rückenmuskulatur notwendig. Als Gegenspieler sind zudem die Bauchmuskeln unverzichtbar, die den Rumpf nach vorne bringen. Stellt man sich die Muskeln als Seilstränge vor, so ziehen die Rückenmuskeln den Oberkörper aus einer nach vorne hängenden Stellung in die Senkrechte. Die Bauchmuskeln hingegen ziehen den Rumpf aus einer nach hinten überhängenen Position in die Senkrechte hinauf. Zwischen Bauch- und Rückenmuskulatur muss ein Gleichgewicht herrschen, damit eine gerade Haltung gewährleistet ist.

Haltung erfordert Gleichgewicht

Eine enge Wechselbeziehung besteht außerdem zwischen der Funktion von Armen und Beinen auf der einen und der Wirbelsäule auf der anderen Seite. So müssen beispielsweise die Muskeln, welche die Arme über dem Schultergürtel am Rumpf verankern, kräftig genug sein, um deren Gewicht zu tragen. Fehlt diese Kraft, so verändert sich die Haltung: Die Schultern wandern nach vorne, wodurch ein Rundrücken entsteht. Diese Entwicklung ist gerade bei Menschen bedeutsam, die hauptsächlich am Computer arbeiten, da das Bedienen der Tastatur es erforderlich macht, die Arme mit großer Ausdauer vor den Körper zu halten.

Die Haltungstypen: Rundrücken, Flachrücken und Hohlkreuz

Typische S-Schwingung

Die Form der Wirbelsäule hat sich verändert, als der Mensch lernte, aufrecht zu gehen. Bei Menschenaffen lässt sich die für die Wirbelsäule des Homo sapiens typische S-Schwingung noch nicht nachweisen. Erst beim Menschen bildet sie die Grundlage der »normalen Haltung«. Die übrigen Haltungstypen unterscheiden sich jeweils durch eine Verstärkung oder Abflachung der Wirbelsäulenkrümmungen.

Die wichtigsten Haltungstypen
»Normale Haltung«
Rundrücken
Hohlkreuz
Hohlrundrücken
Flachkreuz

- Beim Rundrücken ist die Krümmung der Brustwirbelsäule verstärkt. Als Ausgleich muss sich die Halswirbelsäule stärker nach hinten neigen. Andernfalls könnte man den Kopf nicht mehr heben, und der Blick würde sich auf den Fußboden richten.
- Beim Hohlkreuz ist die Lendenwirbelsäule verstärkt nach hinten gebogen, was wiederum das Becken nach vorne kippen lässt und dazu führt, dass sich der Bauch vorwölbt.
- Häufig geht ein Hohlkreuz mit einer übermäßigen Krümmung der Brustwirbelsäule einher, was dann als Hohlrundrücken bezeichnet wird.
- Beim Flachrücken erscheinen alle Biegungen der Wirbelsäule abgeschwächt.

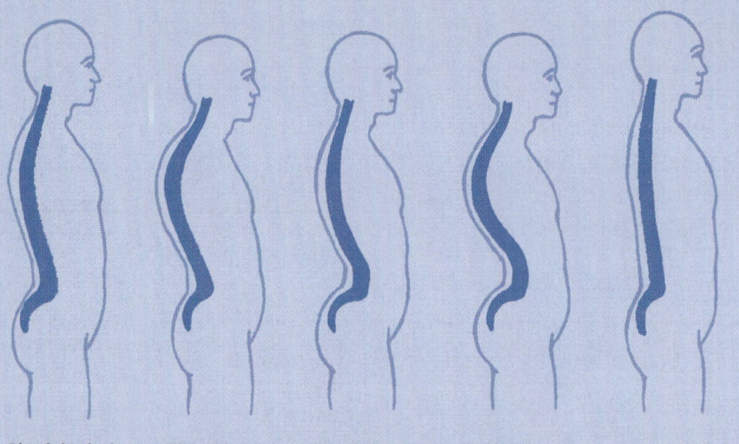

Physiologisch | Thorakle Hyperkyphose (Rundrücken) | Lumbale Hyperlordose (Hohlkreuz) | Korpho-lordose (Hohlrundrücken) | Flachrücken

Die Haltungstypen selbst haben keinen Krankheitswert, sie sind einfach nur Varianten der Norm. Bestimmte Haltungstypen – im Übrigen nicht nur jene mit einer verstärkten Krümmung eines Wirbelsäulenabschnitts – begünstigen jedoch die Entwicklung von Rückenbeschwerden. Gerade Menschen mit Flachrücken klagen oft schon in jungen Jahren über Rückenschmerzen, wenn sie etwas tragen. Dies ist auch erklärbar: Da die S-Schwingung der Wirbelsäule fehlt, staucht jedes Heben und Tragen bei ihnen die Wirbelsäule erheblich stärker. Grundsätzlich kann der Einzelne an der vorgegebenen Form seiner Wirbelsäule nichts ändern. Wenn das Längenwachstum des Körpers abgeschlossen ist, liegt die Form der Wirbelsäule fest. Eine operative Begradigung ist lediglich schweren Verkrümmungen vorbehalten, vor allem der schweren seitlichen Verbiegung der Wirbelsäule (Skoliose) und dem extremen Rundrücken. Für »normale« Haltungsvarianten oder für Fehlhaltungen kommt eine Operation also nicht in Frage.

Schmerzen bei Flachrücken

Operative Begradigungen

Wenngleich die Formvarianten der Wirbelsäule nahezu immer auch eine Veränderung an der Brustwirbelsäule hervorrufen, treten in diesem Wirbelsäulenabschnitt verhältnismäßig selten Beschwerden auf. Und das obwohl Untersuchungen gezeigt haben, dass die Bandscheiben der Brustwirbelsäule keineswegs weniger stark degenerieren als jene der Hals- oder Lendenwirbelsäule. Oft sind diese Bandscheiben sogar stärker abgenutzt als die übrigen. Das liegt an den besonderen anatomischen und biomechanischen Verhältnissen der Brustwirbelsäule. Sie ist wenig beweglich und wird durch das Stützgerüst aus Rippen und Brustbein noch weiter stabilisiert. Nur im unteren Bereich, wo die an der Wirbelsäule ansetzenden Rippenknochen keine Verbindung mehr zum Brustbein haben, ist die Stabilität geringer. Außerdem sind im Bereich der Brustwirbelsäule die seitlichen Zwischenwirbellöcher, aus denen die Nervenwurzeln austreten, sehr weit. Daher führt auch eine Einengung, beispielsweise durch eine defekte Bandscheibe, erst zu Beschwerden, wenn sich große Teile dieser Bandscheibe bereits abgelöst haben.

Bandscheiben der Brustwirbelsäule

Wenn die Brustwirbelsäule betroffen ist: das Thorakalsyndrom

Die Beschwerden im Bereich der Brustwirbelsäule fasst man unter dem Begriff Thorakalsyndrom zusammen. Sie können durch bestimmte Haltungstypen begünstigt werden. So werden zum Bei-

Computerarbeit kann Rundrücken verstärken

spiel die vorderen Anteile der Brustwirbelsäule durch einen Rundrücken verstärkt belastet. Der Körper kann dies meist lange Zeit ausgleichen. Wenn aber zum Rundrücken weitere Beanspruchungen wie Computerarbeit oder auch schwere körperliche Arbeit hinzukommen, etwa Umgraben und Hacken im Garten, können Beschwerden an der Brustwirbelsäule auftreten.

Bei Flachrücken schwere Lasten meiden

Das Gleiche gilt für den Flachrücken, bei dem wie erwähnt die Federfunktion der S-Schwingung weitgehend fehlt. Menschen mit Flachrücken leiden allerdings weniger an den Folgen sitzender Bürotätigkeit, als vielmehr unter denen, die beim Heben und Tragen schwerer Lasten auftreten. Wer einen Flachrücken hat, sollte größere Gewichte niemals einseitig tragen, sondern diese gleichmäßig auf beide Seiten verteilen.

Skoliose

Eine dritte Veränderung der Brustwirbelsäule, die Schmerzen begünstigt, ist die Skoliose. Die seitliche Verkrümmung wird vom Körper lange gut kompensiert, wenn sie nicht zu stark ausgeprägt ist. Nach dem 40. Lebensjahr lässt die Ausgleichsfähigkeit der Rumpfmuskulatur jedoch allmählich nach. Vor allem nach langer statischer Belastung, wie sie bei Computerarbeit auftritt, oder nach schwerer körperlicher Arbeit besteht für Betroffene ein erhöhtes Risiko, Rückenschmerzen zu bekommen.

Schmerzen am Brustkorb

Wenn die Brustwirbelsäule Beschwerden bereitet, macht sich dies nicht unbedingt nur im Rücken bemerkbar. Viele Betroffene empfinden Schmerzen zwischen den Schulterblättern, aber auch am Brustkorb. Das liegt daran, dass die abnutzungsbedingten Schäden an der Brustwirbelsäule einerseits an den eigentlichen Wirbelgelenken zu finden sind, andererseits aber auch an den Rippen-Wirbel-Gelenken. Der Arzt kann bei der Untersuchung über diese Gelenke einen Druck- und Klopfschmerz auslösen. Gelegentlich treten auch neurologische Symptome auf, die auf eine Einengung der Nervenwurzeln hindeuten. Diese kann zum Beispiel durch einen Bandscheibenvorfall entstanden sein. Wenn sich die Schmerzen beim Husten oder Pressen verstärken, lässt sich dies als weiterer Hinweis darauf verstehen.

Behandlungsmöglichkeiten

Die Form der Wirbelsäule und damit die Basis der Körperhaltung lässt sich beim Erwachsenen nicht mehr korrigieren. Daher konzentriert sich die medizinische Behandlung auf die Linderung der

Beschwerden. Dazu kommen dieselben Verfahren zum Einsatz wie beim Zervikalsyndrom: Wärme, Elektrotherapie, Ultraschall, bei sehr akuten Beschwerden kurzfristig Medikamente, die Injektion von lokalen Betäubungsmitteln und vor allem Krankengymnastik. Gerade bei Beschwerden an der Brustwirbelsäule sind die Hilfsmöglichkeiten der Medizin jedoch begrenzt.

Was die Medizin leisten kann

Viel wichtiger ist, dass Sie Ihre Arbeitshaltung so rückenschonend wie möglich gestalten und besonders belastende Tätigkeiten wie das Heben schwerer Lasten oder stundenlanges Sitzen zumindest in der Freizeit vermeiden. Außerdem sollten Sie selbst daran arbeiten, sich möglichst lange ein starkes »Korsett« aus Rumpfmuskeln zu erhalten. Dazu ist viel körperliche Aktivität notwendig, die nicht nur aus gezielter Wirbelsäulengymnastik bestehen muss – im Gegenteil, viele andere Sportarten helfen ebenso und machen den meisten Menschen mehr Spaß.

Das »Korsett« der Rumpfmuskeln

Sport ist das beste Haltungstraining

Es gibt eine Vielzahl von Sportarten, die auch für Menschen mit Rückenbeschwerden geeignet sind. Zu den »rückengerechten« Sportarten gehören:

- Radfahren, vorausgesetzt, die Höhe von Sattel und Lenker sowie der Abstand zwischen beiden stimmen. Man sollte aufrecht auf dem Fahrrad sitzen können. Beim Treten sollten zwischen den Knien und dem Lenker am höchsten Punkt der Bewegung noch mindestens 20 Zentimeter Abstand da sein. Außerdem sollte das Körpergewicht nicht über die Schultern und Arme abgestützt werden, sondern durch den Rücken bzw. Sattel. Rennradfahren und Mountainbiking belasten den Rücken erheblich. Das von vielen Fitnessstudios angebotene Spin Racing enthält Bewegungen, die auch beim Rennradfahren vorkommen. Wenn Sie auf die starke Vorwärtsneigung des Oberkörpers oder extreme Tretfrequenzen verzichten und wenn Ihnen die Belastung nicht zu hoch ist, können Sie daran teilnehmen – Spin Racing eignet sich auch prima als Herz-Kreislauf-Training.
- Schwimmen entlastet den Körper von seinem Gewicht und ist daher sehr zu empfehlen. Besonders Rückenschwimmen und Kraulen tun gut. Wer Beschwerden im Kreuz oder im Nacken hat,

sollte das Brustschwimmen einschränken, weil dabei die Hals- und die Lendenwirbelsäule überstreckt werden. Bei Beschwerden im Brustwirbelbereich verschafft Brustschwimmen hingegen Linderung.

- Aerobic, Step, Power Dumbell und ähnliche Angebote der Fitnessstudios sind im Prinzip geeignet, wenn die Übungen keine übermäßigen Verdrehungen der Brustwirbelsäule erfordern. Sofern Sie derartige Übungen auslassen und sich bei Sprüngen nicht übernehmen, tragen diese Programme sehr gut zur allgemeinen Muskelkräftigung und Fitness bei.
- Inlineskaten bringt den Spaß am mühelosen Gleiten von der Skiloipe auf den Asphalt, trainiert jedoch die Arme weniger. Wer gut bremsen und Stürze vermeiden kann, rollt rückenschonend.
- Joggen ist vorteilhaft für Menschen ohne Gelenkprobleme und ohne allzu viel Übergewicht. Harte Asphaltstraßen meidet man aber besser, und ein guter Laufschuh ist auch für Anfänger Pflicht.
- Tennis kann bei guter Technik ohne übermäßige Rückenbelastung gespielt werden. Vorsicht ist jedoch bei Bandscheibenproblemen geboten. Wer bereits unter Rückenschmerzen leidet, sollte diese Sportart nicht neu erlernen. Die Drehbewegungen setzen eine trainierte Rückenmuskulatur voraus, daher sind gezielte Gymnastikübungen oder darauf ausgelegte Programme im Fitnessstudio als Ergänzung zu empfehlen.
- Skilanglaufen trainiert den gesamten Körper. Allerdings sollte man sich als Anfänger nicht zu viel zumuten, denn die Rückenmuskeln müssen bei vorgeneigtem Oberkörper und gleichzeitiger Bewegung der Arme und Beine erhebliche Arbeit leisten.

Welche Sportarten sind bei Rückenproblemen zu meiden?

Wenn Sie Rückenbeschwerden haben oder häufige Rückenbelastungen von Berufs wegen nicht vermeiden können, sind folgende Sportarten weniger empfehlenswert.

- Surfen strapaziert vor allem bei Anfängern den Rücken erheblich – denn wer kann schon das nasse Segel mit geradem Rücken aus dem Wasser ziehen, wenn er Mühe hat, das Gleichgewicht zu halten!
- Alpiner Skilauf ist geradezu ein Rückenstauchungsprogramm, wenn der Skiläufer rasant fährt, über Buckelpisten kurvt und viel

schwingt. Auch die starken Verdrehungen tun der Wirbelsäule nicht gut. Gleiches gilt für das Snowboarden.

- Abrupte Stopps, schnelle Drehungen mit hohem Kraftaufwand und Sprünge auf ungefedertem Untergrund schätzt der Rücken ebenso wenig wie häufige Stürze. Da stellen viele Ballsportarten eher eine ziemliche Belastung für ihn dar.

Nur wer diese Sportarten seit langem beherrscht und dabei keine Beschwerden hat, kann sie unbesorgt weiter ausüben. Gute Technik, die zu runden, geschmeidigen Bewegungsabläufen führt, verringert die Belastung für Knochen, Muskeln und Gelenke.

Unabhängig davon, welche Sportart Sie betreiben: Die folgenden Tipps helfen Ihnen, den besten Trainingseffekt zu erzielen und sich vor Verletzungen und Beschwerden zu schützen.

- Wärmen Sie sich vor jedem Training gut auf.
- Dehnen Sie regelmäßig alle Muskelgruppen – auch diejenigen, die Sie bei Ihrer Sportart wenig beanspruchen. Spezielle Stretchingprogramme helfen dabei.
- Beim Dehnen darf lediglich ein leichtes Ziehen auftreten – aber niemals Schmerz. Das Gleiche gilt für die Sportart selbst. Schmerz ist ein Warnsignal, auf das der Freizeitsportler hören sollte.
- Aktive Erholung und Entspannung nach dem Sport schützen vor Muskelkater. Das tut gut: lockeres Auslaufen oder Ausschwimmen, erneutes Dehnen, Sauna, heiße Dusche.
- Sorgen Sie für Ausgleich: Wenn Ihr Sport vorwiegend schnellkraftorientiert ist, sollten Sie zum Ausgleich ein regelmäßiges Ausdauertraining für Herz und Kreislauf einplanen. Wer einen Ausdauersport wie Joggen betreibt, kann umgekehrt im Fitnessstudio die nötigen Muskeln aufbauen.

Zusätzlich zu Ihrem Lieblingssport können Sie einige Übungen durchführen, die zur Stabilisierung der Brustwirbelsäule und zur Kräftigung der Rumpfmuskulatur beitragen. Da diese Übungen nicht im Sitzen durchführbar sind, eignen Sie sich allerdings nicht fürs Büro.

Tipps für den Sport

Praktische Übungen für eine gute Haltung

1. Stärkung des Haltungsbewusstseins

Gehen Sie in den Vierfüßlerstand und richten Sie den Kopf als Verlängerung der Wirbelsäule aus, legen Sie ihn also weder in den Nacken noch lassen Sie ihn hängen.

- Bewegen Sie jetzt Ihr Becken auf und ab, so dass im Wechsel ein Hohlkreuz und ein leichter Rundrücken entstehen. Der Schultergürtel soll dabei stabil bleiben. Lassen Sie den Oberkörper nicht durchhängen.
- Verweilen Sie in jeder der beiden Positionen, Rundrücken und Hohlkreuz, einige Sekunden, ohne dass Sie sich übermäßig stark dehnen. Erspüren Sie, wie sich die Haltung des Beckens und die Spannung der Muskulatur in den beiden Positionen unterscheiden.

2. Stärkung der Rumpfmuskulatur und des Gleichgewichtssinns

Gehen Sie in den Vierfüßlerstand.

- Stützen Sie sich mit dem rechten Arm ab und ziehen Sie das rechte Knie an den Bauch heran, bis Sie mit ihm den linken Ellenbogen berühren.
- Dann strecken Sie das rechte Bein so gerade wie möglich nach hinten.
- Gleichzeitig strecken Sie den linken Arm nach vorne.
- Auch wenn es am Anfang schwierig ist: Versuchen Sie, in dieser Position für einige Sekunden die Balance zu halten.
- Wiederholen Sie die Übung 10-mal, wechseln Sie dann die Seite und üben Sie erneut 10-mal.

Stärkung des Haltungsbewusstseins

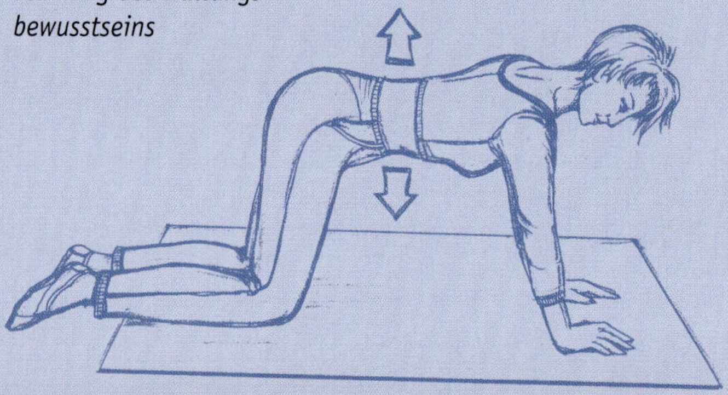

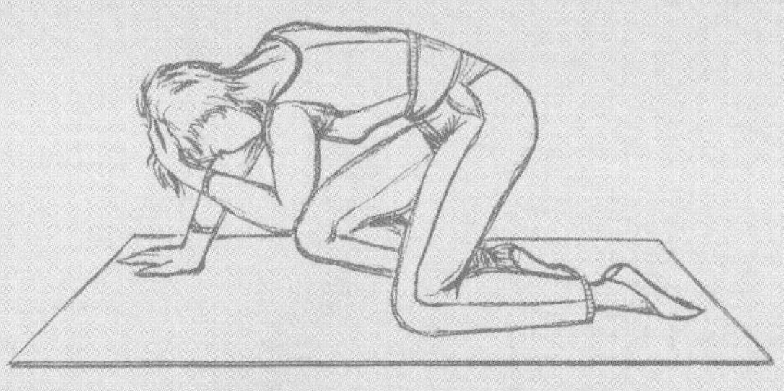

Stärkung der Rumpfmuskulatur und des Gleichgewichtssinns

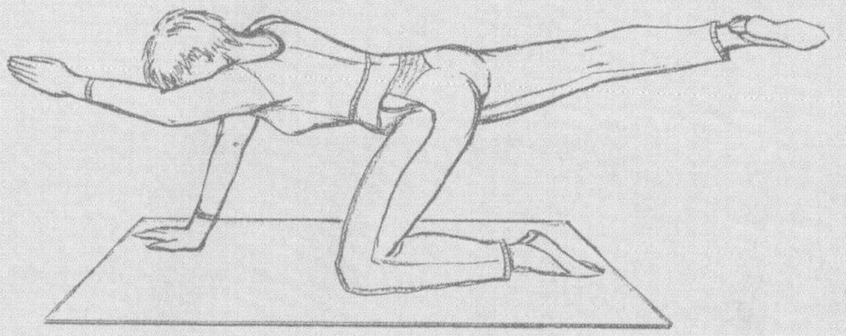

Geben Sie nicht auf, wenn Ihnen diese Übung nicht auf Anhieb gelingt. Der Gleichgewichtssinn wird im Büroalltag kaum gefordert, sein Training ist aber für eine gute Balance der Rumpfmuskeln sehr wichtig.

3. Dehnung des großen Brustmuskels

Knien Sie sich zwischen zwei Hocker und legen Sie die Unterarme auf die Sitzflächen.

- Lassen Sie den Oberkörper langsam zwischen die Hocker sinken, bis ein Dehnungsgefühl entsteht. Das Gesäß sollte dabei etwas hinter den Knien bleiben.
- Halten Sie diese Position 10 bis 15 Sekunden.
- Drücken Sie sich aktiv in die Ausgangsstellung zurück.

Dehnung des großen Brustmuskels

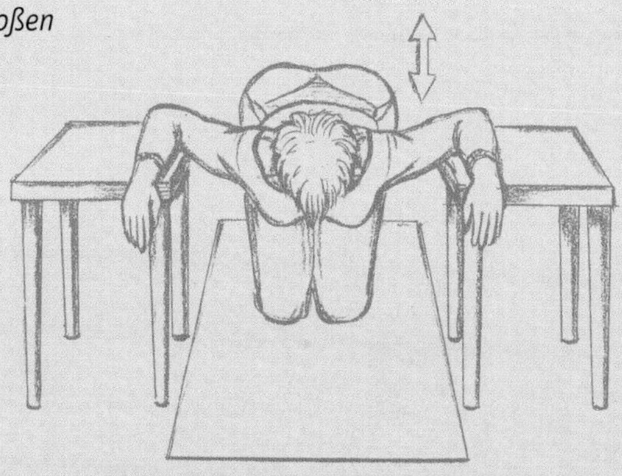

- Lassen Sie den Oberkörper erneut absinken und dehnen Sie sich dabei etwas mehr.
- Wiederholen Sie die Übung, bis keine weitere Dehnung mehr ohne Schmerzen möglich ist.
- Richten Sie sich auf, beugen Sie die Arme im Ellenbogengelenk rechtwinklig ab und heben Sie sie bis zur Waagrechten. Dann drücken Sie sie nach hinten zusammen, um die muskulären Gegenspieler zu aktivieren.

4. Kräftigung der Rückenmuskeln

Gehen Sie in den Vierfüßlerstand. Legen Sie dabei den Oberkörper und Kopf auf ein Bett oder eine andere gepolsterte Unterlage in der passenden Höhe. Verschränken Sie die Hände im Nacken.

- Spannen Sie nun bewusst die Rückenmuskulatur an.
- Heben Sie Kopf und Oberkörper etwas an.
- Halten Sie diese Position möglichst für 10 Sekunden.
- Legen Sie sich ab und entspannen Sie sich.
- Wiederholen Sie die Übung 5- bis 7-mal.

Kräftigung der Rückenmuskeln

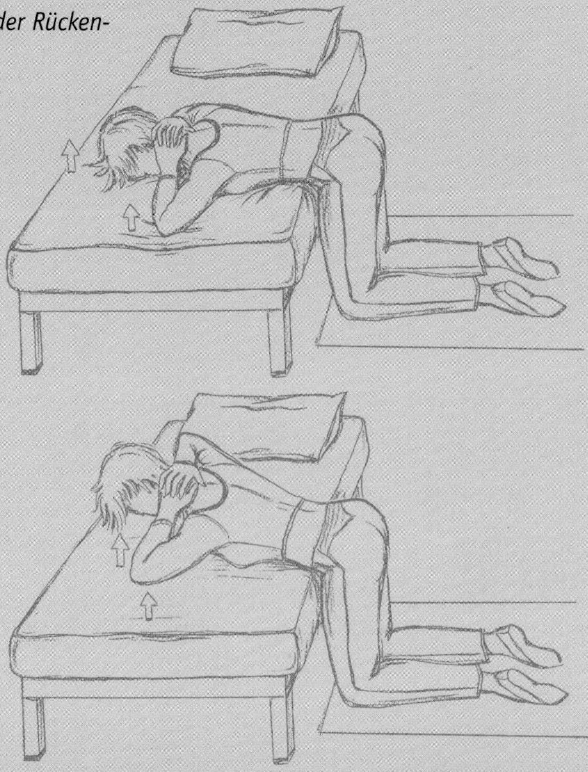

5. Kräftigung der Bauchmuskeln

Legen Sie sich auf den Rücken, und unterstützen Sie die Biegung der Lendenwirbelsäule durch ein gerolltes Handtuch oder ein flaches Kissen. Drücken Sie die Fersen fest auf den Boden, und pressen Sie das Gesäß zusammen.

- Strecken Sie die Arme mit nach oben gedrehten Handflächen in Richtung Knie nach vorne. Dabei heben Sie langsam Kopf und Oberkörper etwas vom Boden ab.
- Ziehen Sie dabei das Kinn nicht zu sehr in Richtung Brust – wichtig ist nicht, wie hoch Sie kommen!
- Bleiben Sie 10 Sekunden in der höchsten Stellung, die Sie ohne Rundrücken erreichen können.
- Entspannen Sie sich durch Ablegen.
- Wiederholen Sie die Übung 10-mal. Anfangs genügen auch weniger Wiederholungen.

Kräftigung der Bauchmuskeln

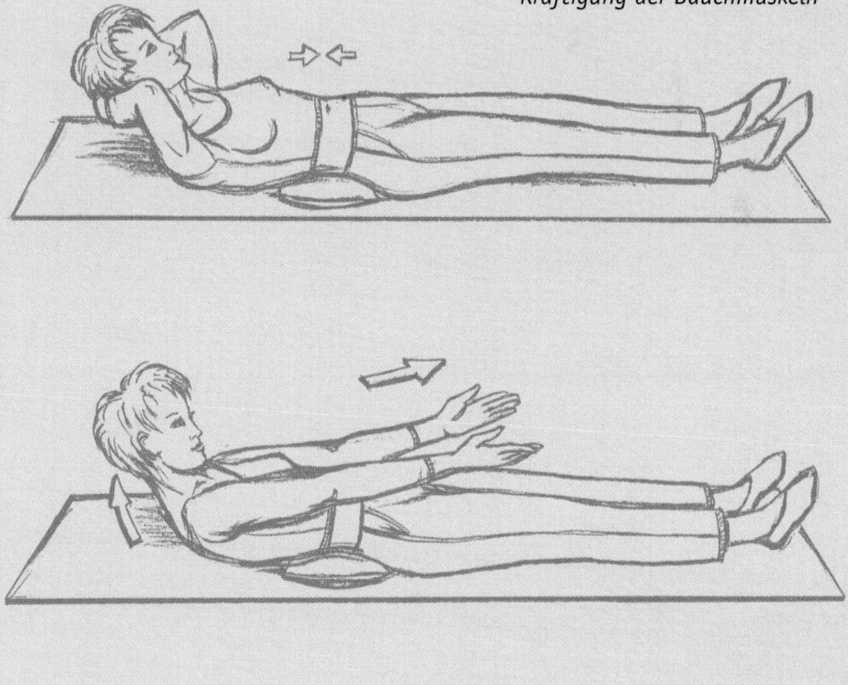

Das Kreuz mit dem Kreuz

Rücken und Lendenwirbelsäule

Jeder Zwölfte kennt Kreuzschmerzen

Kreuzschmerzen, also Beschwerden im unteren Bereich der Wirbelsäule, sind eine Art Volkskrankheit. Jeder dritte Patient in der orthopädischen Praxis und jeder zwölfte in der Allgemeinpraxis sucht den Arzt wegen Problemen im Lendenwirbelbereich auf. Die Hauptursache für derartige Beschwerden sind degenerative Schäden an den Bandscheiben. Obwohl diese sehr häufig auftreten, werden sie nur in seltenen Fällen – und bei Menschen mit vorwiegend sitzender Tätigkeit im Büro überhaupt nicht – als Berufskrankheit anerkannt. Ausnahmen bilden nur die Tätigkeiten, die ständig das Heben und Tragen schwerer Lasten erfordern oder bei denen der ganze Körper im Sitzen Schwingungen ausgesetzt ist. Letzteres trifft etwa auf Hubschrauberpiloten und Baggerfahrer zu, Ersteres auf Pflegekräfte, Maurer oder Lade- und Montagearbeiter.

Bandscheibenschäden auch bei jungen Menschen

Viele Bandscheibenschäden treten schon bei Menschen in jungen Jahren auf. Meist sind die Patienten, bei denen eine Bandscheibenoperation durchgeführt wird, um die 40 Jahre alt. Das ist so,

»Sitzberufler« mit Bandscheibenschäden werden von der Berufskrankheitenverordnung nicht berücksichtigt. Damit eine Krankheit als Berufskrankheit anerkannt wird, muss sie bei einer bestimmten Berufsgruppe weitaus häufiger auftreten als bei Gleichaltrigen, die andere Jobs haben. Nur dann ist der Zusammenhang zwischen der Belastung am Arbeitsplatz und der Krankheit plausibel. Bei Büro- und Computerjobs lässt sich dieser Zusammenhang nicht nachweisen. Denn in der Summe kommen Bandscheibenschäden bei Menschen mit leichter körperlicher Arbeit seltener vor als bei Schwerarbeitern, auch wenn die individuelle Belastung an bestimmten Computerarbeitsplätzen sehr hoch sein mag.

Hinweis

weil in diesem Alter eine ungünstige biomechanische Situation in der Bandscheibe entsteht: Der Druck im gallertigen Bandscheibenkern ist noch hoch, aber die Widerstandskraft des äußeren Faserrings lässt ab dem 30. Lebensjahr bereits nach. Dadurch steigt das Risiko, dass sich Bandscheibengewebe nach außen verlagert. Grundsätzlich weist jenseits des 30. Lebensjahres jeder Mensch degenerative Veränderungen an den Bandscheiben auf – völlig unabhängig von seiner Tätigkeit. Diese Veränderungen sind Folge der außergewöhnlichen Belastungen, denen die Lendenwirbelsäule durch den aufrechten Gang ausgesetzt ist.

Ab 30 sind degenerative Veränderungen normal

Die Lendenwirbelsäule: Hauptstütze des Körpers

Sie trägt die ganze Last des Rumpfs und gibt selbst wiederum das Gewicht an das Kreuzbein weiter. Zudem ist die Lendenwirbelsäule sehr beweglich, was für ihre Bandscheiben Vor- und Nachteile hat: Einerseits sind die Bandscheiben, die keine eigenen Blutgefäße besitzen, genau wie jeder Gelenkknorpel auf die Versorgung durch ihre Umgebung angewiesen. Daher wirken sich dynamische Belastungen mit häufigen Druckwechseln im Bandscheibenraum günstig aus, da sie eine Art Pumpfunktion erfüllen, die den Austausch von Nährstoffen an den Bandscheiben fördert. Andererseits erhöht die mechanische Beanspruchung die Abnutzung der Bandscheiben und der angrenzenden Wirbelgelenke. Statische Belastungen können ebenfalls einen sehr hohen Druck auf die Bandscheiben ausüben – vor allem, wenn die Wirbelsäule nicht genau senkrecht belastet wird. Dies ist zum Beispiel beim Sitzen ohne Anlehnen der Fall. Dabei ist der Druck auf die Bandscheiben ohne Rückenunterstützung höher als beim Stehen und sogar höher als beim Vorwärtsneigen.

Abnutzung und Versorgung der Bandscheiben

Ungünstige Belastung durch Sitzen

Da abnutzungsbedingte Rückenbeschwerden sehr häufig vorkommen, hat sich die Medizin intensiv damit beschäftigt. Leider hat das bisher nicht dazu geführt, dass für jedes Beschwerdebild eine wirklich überzeugende Therapie angeboten werden kann. Dies spiegelt sich in der Fülle mehr oder weniger seriöser Behandlungsangebote wider, mit denen die Betroffenen und auch die Ärzte konfrontiert werden. Wenn in der Therapie so vieles auf tönernen Füßen steht, kommt der Vorbeugung ein besonders hoher Stellenwert zu. Glücklicherweise gibt es eine ganze Reihe

Wenig überzeugende Therapieangebote

von Maßnahmen, die Kreuzschmerzen infolge von zu langem Sitzen vermeiden helfen.

So lassen sich Kreuzschmerzen vermeiden

Die wichtigste Vorbeugungsmaßnahme ist der häufige Wechsel der Körperhaltung. Dies gilt nicht nur für »Sitzberufler«, doch gerade von ihnen wird dieser Rat besonders oft vergessen. Arbeitsmedizinischen Untersuchungen zufolge sitzen die meisten Menschen mit Bürojobs 70 bis 90 Prozent von ihrer Arbeitszeit. Dies wäre meistens gar nicht nötig, denn bei geschickter Organisation der Arbeit müssen nur bei wenigen Jobs mehr als 50 Prozent der Arbeitszeit sitzend verbracht werden. Viele der Tätigkeiten können auch im Stehen oder Gehen durchgeführt werden. Optimal wäre folgende Verteilung: 50 Prozent Sitzen, 25 Prozent Stehen und 25 Prozent Gehen. Das sieht auf den ersten Blick unrealistisch aus, doch mit etwas Phantasie kann man dem Ideal durchaus näher kommen:

Ein Kapitel für sich ist die ergonomische Einrichtung des Arbeitsplatzes – insbesondere, was Bürostühle betrifft. Die Verordnung über Sicherheit und Gesundheitsschutz bei der Arbeit an Bildschirmgeräten schreibt einige zentrale Punkte vor:

- Die Arbeitsfläche muss eine flexible Anordnung des Monitors, der Tastatur, des Schriftguts und der sonstigen Unterlagen ermöglichen.
- Der Arbeitsstuhl muss ergonomisch gestaltet sein.
- Auf Wunsch ist eine Fußstütze zur Verfügung zu stellen, wenn ohne diese keine ergonomisch günstige Arbeitshaltung erreicht werden kann.
- Am Bildschirmarbeitsplatz muss ausreichend Raum für verschiedene Arbeitshaltungen und -bewegungen vorhanden sein.

Tipps zur ergonomischen Arbeitsplatzgestaltung

- Schreiben Sie möglichst nicht länger als 20 Minuten am Stück.
- Stehen Sie zum Telefonieren auf.
- Erledigen Sie die Ablage im Stehen.
- Verwenden Sie ein Headset, wenn Sie viel telefonieren müssen. Das Einklemmen des Hörers mit der Schulter belastet Nacken und Wirbelsäule und erzeugt eine schiefe Körperhaltung.
- Organisieren Sie die Arbeit so, dass Sie Ihre Unterlagen möglichst selbst abholen und wegbringen können.
- Auch der Gang zum Kopierer ist Bewegung.
- Ersetzen Sie Telefonate im Haus durch einen kurzen persönlichen Besuch, wann immer möglich – natürlich nur, wenn der Chef es akzeptiert.
- Benutzen Sie in der Firma die Treppen, nicht den Aufzug.
- Kombinieren Sie notwendige Gänge nicht, sondern gehen Sie lieber zweimal, wenn es die Zeit erlaubt.
- Wenn Sie länger sitzen müssen: Achten Sie darauf, Ihre Haltung mindestens viermal pro Stunde zu verändern.

Ergonomische Schwachpunkte

Wer seinen Arbeitsplatz kritisch mustert, findet wahrscheinlich den einen oder anderen ergonomischen Schwachpunkt. Er muss nicht notwendigerweise beim Mobiliar liegen – erfahrene Arbeitsmediziner weisen immer wieder darauf hin, dass es an vielen Bildschirmarbeitsplätzen mit der Einstellung der Stühle, der Tischhöhe und des Monitors hapert. Diese Fehler kann man leicht selbst beheben. Wenn Sie nicht sicher sind, wie Sie Stuhl, Tisch, Monitor und Vorlagenhalterung einstellen sollen, fragen Sie Ihren Betriebsarzt oder informieren Sie sich bei den zuständigen Stellen (siehe Anhang).

Alternative Sitzmöbel

Studie »Alternative Sitzmöbel«

Bei Beschwerden am Haltungs- und Bewegungsapparat werden immer wieder alternative Sitzkonzepte vorgeschlagen, die Abhilfe schaffen sollen. Um herauszufinden, ob sich durch derartige Maßnahmen tatsächlich Beschwerden verringern lassen, hat das Fraunhofer Institut für Arbeitswirtschaft und Organisation mit Unterstützung der Bundesanstalt für Arbeitsschutz und Arbeitsmedizin ein Forschungsprojekt durchgeführt. Darin wurden alternative Sitzgelegenheiten wie Hochsitzer, verschiedene Formen von Pendelstühlen, Sitzball und Kniestuhl mit herkömmlichen Bürodrehstühlen verglichen. Auch Sitz-Steh-Konzepte wurden in die Studie einbezogen, etwa verschiedene Formen von Stehpulten und ein extrem höhenverstellbarer Steh-Sitz-Arbeitstisch.

Mangelnde Akzeptanz neuer Konzepte

Das Ergebnis der Untersuchung war, was die Akzeptanz der vorgeschlagenen Alternativen durch die Nutzer angeht, eher ernüchternd: Weder die Knie- noch die Pendelstühle oder der Sitzball wurden dauerhaft von den Versuchsteilnehmern angenommen. Nach einiger Zeit nutzten sie diese Sitzgelegenheiten überhaupt nicht mehr. Auch das Stehen erwies sich auf Dauer als unbeliebt: Die meisten Stehpulte endeten als zusätzliche Ablagefläche. Lediglich der Hochsitzer schnitt besser ab. Er erfordert jedoch die zusätzliche Anschaffung eines extrem höhenverstellbaren Arbeitstisches; für die üblichen Arbeitstische eignet er sich nicht. Mit Hilfe der extrem höhenverstellbaren Arbeitstische gelang es am besten, den Bildschirmarbeitern zu mehr Bewegung zu verhelfen. Insgesamt kam die Studie zu dem Schluss, dass neue Büromöbel allein noch keinen ergonomischen Fortschritt bringen. »Der durchschnittliche Nutzer profitiert mehr von einer sinnvollen Verteilung der Arbeitsaufgaben«, heißt es in der Zusammenfassung der Studie. Die Mischarbeit scheint für die Vorbeugung von Rückenbeschwerden nützlicher zu sein als die Anschaffung von Stehpulten oder anderen alternativen Sitz- und Stehmöbeln. Das bedeutet jedoch nicht, dass diese für den einzelnen Mitarbeiter keinen Vorteil bieten.

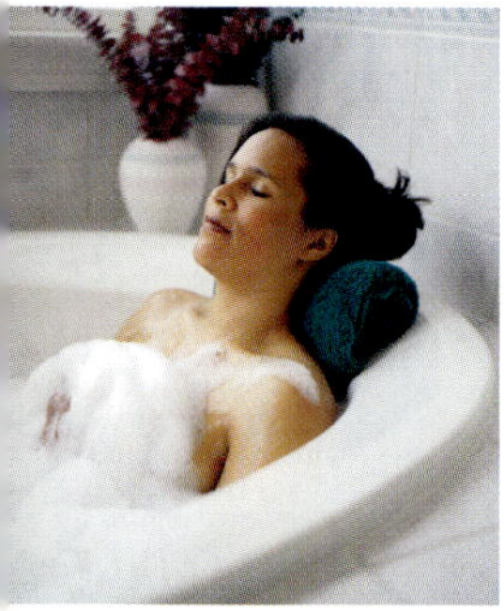

Ein warmes Bad…

Wenn Sie gute Erfahrungen mit derartigen Sitzgelegenheiten gemacht haben, vielleicht schon zu Hause einen Kniestuhl oder Sitzball nutzen, sollten Sie diese Erfahrungen durchaus auf das Büro übertragen. Vielleicht lässt sich ein alternatives Sitzmöbel erst einmal leihweise im Büro testen, um den Chef davon zu überzeugen?

Funktionelle Fußstützen

Unterschiedlich fällt auch das Urteil über Fußstützen aus. Nur wenige Männer benutzen sie, bei Frauen sind sie beliebter. Wer hohe Absätze trägt, bevorzugt oft die zweistufigen Modelle, weil man darin die Absätze quasi einhängen kann. Ob Fußstützen einen echten Beitrag zur Vermeidung von Rückenschmerzen leisten, ist unklar – wer damit besser sitzt, sollte sie aber behalten. Auf keinen Fall dürfen Fußstützen jedoch dazu dienen, eine zu hoch eingestellte Sitzhöhe auszugleichen. Der Fuß muss auch ohne Fußstütze in seiner ganzen Fläche den Boden erreichen.

Wenn die Lendenwirbelsäule betroffen ist: das Lumbalsyndrom

Wenn alle Vorbeugung nichts geholfen hat und sich Beschwerden im Rücken einstellen, wird zunächst deren Herkunft geklärt. Denn je nachdem, ob es sich um eine vorübergehende Schmerzattacke durch eine Blockierung oder um einen Bandscheibenvorfall handelt, muss der Arzt unterschiedliche Maßnahmen einleiten. Krankheitserscheinungen, die durch Funktionsstörungen und degenerative Veränderungen im Bereich der Lendenwirbelsäule verursacht werden, bezeichnet man medizinisch als Lumbalsyndrom. Dieser Begriff ist sehr weit gefasst, da sich nicht in allen Fällen die Ursache der Beschwerden ganz genau klären lässt.

Problematische Ursachenklärung

Unter das Lumbalsyndrom fallen so unterschiedliche Beschwerdebilder wie der akute Hexenschuss oder die durch einen Bandscheibenschaden hervorgerufene so genannte Lumboischialgie mit Gefühlsstörungen und eventueller Teillähmung eines Beins. Um sich etwas genauer verständigen zu können, teilen die Ärzte die Lumbalsyndrome anhand der Beschwerden in drei Gruppen ein:

- Lokales Lumbalsyndrom (Lumbalgie)
- Pseudoradikuläres Lumbalsyndrom
- Radikuläres Lumbalsyndrom

Das klingt kompliziert, wird aber durch Beispiele rasch durchschaubar.

Verspannungen und Funktionsstörungen: das lokale Lumbalsyndrom

Beim lokalen Lumbalsyndrom bestehen Schmerzen im Lendenwirbelbereich und über dem Kreuzbein. Sie sind bewegungsabhängig und oft von einem Muskelhartspann in der Lendenregion begleitet. Ursachen des lokalen Lumbalsyndroms sind Muskelverspannungen oder Funktionsstörungen der kleinen Wirbelgelenke. Beim lokalen Lumbalsyndrom helfen Wärmeanwendung, Entlastung und – bei heftigen Beschwerden – kurzfristig schmerzlindernde oder muskelentspannende Medikamente. Auch die Infiltration der verspannten Muskeln mit einem örtlichen Betäubungsmittel, das in Form von Quaddeln flach unter die Haut gespritzt wird, verringert die Beschwerden.

Wärmeanwendung bringt Erleichterung

Wenn der Schmerz plötzlich zuschlägt: Hexenschuss

Blitzartiger Schmerz durch kleine Ursachen

Ein besonders akutes lokales Lumbalsyndrom ist der Hexenschuss, vom Arzt auch als Lumbago bezeichnet. Beim Hexenschuss beginnen die Beschwerden von einer Sekunde auf die andere, und dies mit größter Heftigkeit. Der Anlass dafür erscheint minimal: ein ungeschicktes Umwenden auf dem Stuhl oder Aussteigen aus dem Auto, ein Tritt ins Leere vom Bordstein oder manchmal nur das Umdrehen im Bett – und schon stellen sich blitzartig Schmerzen und Bewegungsunfähigkeit ein.

Verkrampfung schützt vor Fehlbewegung

Die körperliche Funktionsstörung, die diese Beschwerden auslöst, ist im Verhältnis zur Schmerzintensität ebenfalls geringfügig. Meistens haben sich bei der ungeschickten Bewegung nur die Wirbelgelenke gegeneinander verkantet. Dies löst bei den sehr empfindlichen Gelenkkapseln sofort Alarm aus, und die umliegende Muskulatur verkrampft sich reflexgesteuert. Sinn dieses Reflexes ist es, das geschädigte Gelenk vor weiteren Fehlbewegungen zu schützen. Manchmal verlagert sich auch ein Bandscheibenkern im Lendenwirbelbereich, der dann die benachbarten Wirbelnerven bedrängt. Solange der Bandscheibenkern nicht weiter verlagert und der zugehörige Bandscheibenring nicht gerissen ist, spielt es für den Betroffenen keine Rolle, welche der beiden Ursachen für den Hexenschuss bei ihm zutrifft. In beiden Fällen klingen die Beschwerden innerhalb einer Woche langsam ab.

Was bei Hexenschuss hilft

Schmerzstillende Mittel

Die Behandlung des Hexenschusses erfordert hauptsächlich eine effektive Linderung der Schmerzen. Am schnellsten gelingt dies durch eine schmerzstillende Spritze, die in die Gesäßmuskulatur verabreicht wird. Die Einnahme von Schmerzmitteln oder muskelentspannenden Medikamenten in Tablettenform hilft zwar auch, aber es vergeht mehr Zeit, bis die Wirkung einsetzt. Geeignet sind antientzündliche und schmerzlindernde Wirkstoffe wie Acetylsalicylsäure, Paracetamol oder Ibuprofen.

Stufenbett

Hilfreich ist auch die zeitweilige Lagerung im Stufenbett. In dieser Position, also in Rückenlage mit in Knie und Hüfte rechtwinklig gebeugten Beinen, ist der Druck auf die Bandscheiben am geringsten. Allerdings sollte diese Lagerung nicht den ganzen Tag beibehalten werden, da dies den Heilungsverlauf eher verzögert. In Seitenlage mit einer Wärmflasche im Rücken lassen die Schmerzen ebenfalls nach. Auch ein warmes Bad entspannt wohltuend die Muskulatur – vorausgesetzt, man schafft den Einstieg in die Badewanne.

Mit der Arbeit am Computer sollte man bei Hexenschuss einige Tage pausieren, da die »Zwangshaltung« vor dem Bildschirm die vorhandene Tendenz zur Muskelverkrampfung eher fördert als abbaut. Dies bedeutet jedoch nicht, dass man Tage oder gar Wochen im Bett verbringen sollte – im Gegenteil. Ruhe ist nur in der allerersten, sehr schmerzhaften Erkrankungsphase sinnvoll, und Bettruhe wird heute kein Arzt mehr anordnen. Übermäßige Schonung verzögert die Heilung eher. Zu empfehlen ist mäßige Aktivität bei dosierter Belastung.

Wenn der Schmerz vom Rücken bis zum Knie reicht: das pseudoradikuläre Lumbalsyndrom

Phantomschmerzen

Das pseudoradikuläre Lumbalsyndrom ist ein Sammelbegriff für Beschwerdebilder an der Lendenwirbelsäule, bei denen die Schmerzen über die Oberschenkelrückseite bis hinunter ins Knie zu reichen scheinen. Der Unterschied zum lokalen Lumbalsyndrom besteht also in der Ausstrahlung der Beschwerden ins Bein. Pseudoradikulär bedeutet, dass es so scheint, dass die Beschwerden von den Nervenwurzeln (lateinisch radix = die Wurzel) ausgehen. Doch dies ist nicht so, da weder Gefühlsstörungen noch Lähmungen auftreten. Außerdem verstärkt sich der Schmerz weder beim Husten noch beim Niesen. Das pseudoradikuläre Lumbalsyndrom ist also kein Bandscheibenvorfall, denn dieser zieht ja gerade die Nervenwurzeln in Mitleidenschaft.

Altersbedingte Arthrosen

Als häufigste Auslöser gelten Funktionsstörungen der kleinen Wirbelgelenke, vom Orthopäden auch Facettengelenke genannt. Diese Gelenke werden im Bereich der Lendenwirbelsäule mit fort-

Ein Behandlungsverfahren, das sich bei vielerlei Beschwerden großer Beliebtheit erfreut, ist die Akupunktur. Gegen Hexenschuss konnte ihre Wirksamkeit nachgewiesen werden, so dass die »Nadeltherapie« vor allem beim wiederholten Hexenschuss durchaus einen Versuch wert ist. Allerdings beseitigt sie den Schmerz nicht so schnell wie eine Spritze.

Nadeltherapie

schreitendem Alter stark abgenutzt und entwickeln Arthrosen: Die Bandscheiben werden mit zunehmendem Alter immer schmäler – ein natürlicher Vorgang, der bei jedem Menschen eintritt. Durch die Verschmälerung der Bandscheiben rücken die einzelnen Wirbel und damit auch die Wirbelgelenke dichter zusammen. Die »Gelenkpartner«, also die Gelenkflächen vom jeweils oberen und unteren Wirbel, kommen sich dabei so nahe, dass sie fast ein Stückchen ineinander rutschen. Dies geschieht jedoch nicht reibungslos wie bei einem Teleskop, sondern unter Aneinanderreiben der Gelenkflächen. Sie können jetzt nicht mehr störungsfrei gegeneinander gleiten und nutzen sich verstärkt ab. Auf diese Weise entsteht eine Arthrose.

Verstärkte Beschwerden am Morgen

Da die Gelenkhaut der Wirbelgelenke sehr empfindlich ist, führen Funktionsstörungen an diesen Gelenken häufig zu reflexbedingten Muskelverspannungen und zu Schmerzen. Sie äußern sich in einem meist lageabhängig einschießenden Kreuzschmerz, der bis in die Kniekehlen ausstrahlen kann. Ein eher dumpfer Dauerschmerz macht sich vor allem in den Morgenstunden bemerkbar und zwingt die Betroffenen zu frühem Aufstehen – auch am Wochenende oder während des Urlaubs, wenn man eigentlich ausschlafen möchte. Der Schmerz verstärkt sich meist beim Nach-hinten-Beugen und beim Aufrichten, bei Drehungen und bei der seitlichen Neigung. Das Vorbeugen der Wirbelsäule verschafft hingegen Erleichterung. Mit Hilfe eines Röntgenbildes lassen sich die Veränderungen an den Wirbelgelenken erkennen; zudem können anhand des Bildes Tumore und Entzündungen ausgeschlossen werden.

Sakroiliakalgelenk

Eine weitere mögliche Ursache für ein pseudoradikuläres Lumbalsyndrom sind Veränderungen am Sakroiliakalgelenk. Darunter versteht man die Verbindung zwischen dem Kreuzbein und den beiden Darmbeinen. Ob es sich hierbei um ein richtiges Gelenk oder nur um eine Knochenfuge handelt, war lange umstritten. Inzwischen konnte die Frage geklärt werden: Es ist ein Gelenk, denn es besitzt reguläre knorpelüberzogene Gelenkflächen und eine Gelenkkapsel. Obwohl das Sakroiliakalgelenk wegen seiner kräftigen Bänder wenig Bewegungsspielraum hat und es mit keinem Muskel willkürlich bewegt werden kann, ruft es möglicherweise Beschwerden hervor. Diese äußern sich meist als diffuse Kreuzschmerzen. Sie scheinen bei »Sitzberuflern« nicht häufiger aufzutreten als bei Menschen mit Jobs, die mehr Bewegung mit sich bringen.

Behandlungsmöglichkeiten

Da die Abnutzung der kleinen Wirbelgelenke und der Bandscheiben ein chronischer Prozess ist, der sich nicht durch medizinische Maßnahmen aufhalten lässt, stehen Selbstverantwortung und Eigeninitiative im Mittelpunkt der Vorbeugung und Behandlung. Rückenschonendes Verhalten, wie es in der Rückenschule erlernt werden kann, und ein ausgewogenes Bewegungsprogramm können den Stoffwechsel der Bandscheiben günstig beeinflussen.

Rückenschule

Nur durch eine langfristige Anpassung des Lebensstils und durch den bewussten Ausgleich der Rückenbelastungen am Computerarbeitsplatz können sie Ihre Rückengesundheit erhalten und Beschwerden verringern. Die medizinische Therapie im engeren Sinne tritt gegenüber einer effektiven Vorbeugung in den Hintergrund.

Hilfe bei akutem Schmerz

Die medizinische Therapie dient überwiegend dazu, akute Schmerzen rascher zum Abklingen zu bringen. Alle Beschwerdebilder des pseudoradikulären Lumbalsyndroms werden mit der großen Palette schmerzlindernder und durchblutungsfördernder Maßnahmen behandelt, die die konservative Orthopädie zu bieten hat. Dazu zählen neben der bereits beim Hexenschuss beschriebenen entlastenden Lagerung im Stufenbett und der kurzfristigen medikamentösen Behandlung Wärmeanwendungen, Massage, Elektrotherapie, Chirotherapie, stützende Mieder und Krankengymnastik sowie die lokale Injektionsbehandlung.

- Wärme kann in verschiedenster Form an das schmerzende Kreuz gebracht werden: Heiße Bäder, Wärmepackungen und Fango tun ebenso gut wie ABC-Pflaster oder Einreibemittel, die ätherische Öle oder Salicylat enthalten.
- Mit der Massage wird beim Lumbalsyndrom erst begonnen, wenn die akuten Beschwerden vollständig abgeklungen sind. Ist dies noch nicht der Fall oder wird die Massage nicht schonend genug durchgeführt, so treten die Schmerzen mit hoher Wahrscheinlichkeit sofort wieder in ursprünglicher Stärke auf.
- Mit der Elektrotherapie lassen sich – je nach gewählter Anwendungsform – verschiedene Zwecke erfüllen. Niederfrequenter Strom kann das vegetative, unbewusst tätige Nervensystem beeinflussen und die Durchblutung im Tiefengewebe verbes-

sern. Strom jeglicher Frequenz wirkt auf die Schmerzfühler, auf Nervenfasern und auf das vegetative Nervensystem und lindert so die Beschwerden.

- Die Chirotherapie (manuelle Therapie) leistet bei Blockierungen der Wirbelgelenke und Funktionsstörungen des Sakroiliakalgelenks große Hilfe. Durch Manipulation und Mobilisation lassen sich blockierte Gelenke »befreien« und wieder in ihre Ausgangsstellung zurückdrängen. Unter Manipulation versteht der Therapeut einen kurzen, kräftigen Impuls in die freie Bewegungsrichtung des Gelenks.

Chirotherapeutische Manipulationen, vor allem an der Halswirbelsäule, sollten nur von Ärzten durchgeführt werden.

Mobilisation

Mobilisieren kann hingegen auch der Krankengymnast oder Chirotherapeut. Die Mobilisation besteht aus wiederholten langsamen, rhythmischen Dehnungen des Kapsel-Band-Apparats und der Muskulatur. Hier wird in die gesperrte Bewegungsrichtung gearbeitet. Im Gegensatz zur Manipulation, bei der der Effekt oft unmittelbar nach der Behandlung spürbar ist, benötigt die Mobilisation mehr Zeit, bis sich ihre Wirkung bemerkbar macht.

- Stützende Mieder und Bandagen können bei stärkeren Beschwerden vorübergehend getragen werden. Sie dienen der Stabilisierung der Lendenwirbelsäule. Gleichzeitig ist aber unbedingt Krankengymnastik vonnöten, um das eigene Muskelkorsett der Wirbelsäule wieder auf Vordermann zu bringen.

Inzwischen ist bekannt, dass der Körper über ein Schmerzgedächtnis verfügt. Daher ist es nicht sinnvoll, stärkere Schmerzen zu ertragen – man wird dadurch keineswegs unempfindlicher. Gegen Schmerzen kann man sich nicht »abhärten«. Im Gegenteil: Das Schmerzgedächtnis speichert die Schmerzreize und leitet beim nächsten ähnlichen Reiz umso schneller eine Reaktion ein. Chronische Schmerzen sind ein Teufelskreis: Jedesmal, wenn der Schmerz auftritt, bahnt er schon den Weg für eine weitere Episode.

Schmerzgedächtnis

- Bei starken akuten Beschwerden greift der Orthopäde gerne zur Spritze – denn das verspricht am schnellsten Schmerzlinderung. Zudem kann so vermieden werden, dass die Beschwerden einen chronischen Charakter entwickeln. Durch die Injektion örtlich schmerzstillender und entzündungshemmender Mittel lassen sich überempfindliche Schmerzfühler in der Lendenregion ausschalten.

Wenn die Bandscheiben betroffen sind: das radikuläre Lumbalsyndrom

Injektionstherapie

Beim radikulären Lumbalsyndrom ist die Injektionstherapie besonders wichtig. Denn die Nervenwurzeln, die seitlich aus der Lendenwirbelsäule austreten, sind mitbetroffen. Sie werden meistens durch degenerierte Bandscheiben eingeengt, gereizt oder sogar dauerhaft geschädigt. Die Beschwerden entwickeln sich meist innerhalb kurzer Zeit. »Ich habe mich verhoben«, sagen die Betroffenen manchmal oder »Ich musste mich in einer ganz engen Parklücke aus dem Auto zwängen«. Bei jedem Zweiten, der wegen eines Bandscheibenvorfalls oder einer Vorwölbung behandelt werden muss, lässt sich jedoch kein auslösendes Moment feststellen. Zu den Schmerzen im Rücken und im Gesäß kommen Schmerzen im Verlauf des Ischiasnervs, die den Oberschenkel hinunter über die Kniekehle hinweg bis in den Fuß ziehen. Am Bein zeigen sich Missempfindungen wie Taubheitsgefühle, Kribbeln oder Gefühlsverlust sowie Kraftverlust in bestimmten Fußmuskeln. Der Arzt prüft genau, in welchen Hautarealen und an welchen Muskeln diese Symptome auftreten, denn das gibt ihm Aufschluss darüber, auf welcher Höhe der Lendenwirbelsäule der Bandscheibenvorfall besteht. Jedes Wirbelsegment erzeugt charakteristische Ausfälle.

Ischiasnerv

- Ist die Nervenwurzel betroffen, die zum vierten Lendenwirbel gehört, so ist die Gefühlsstörung an der Innenseite des Beins lokalisiert. Der Fuß lässt sich dann nur noch schlecht aktiv zur Großzehe hin nach innen wenden.
- Bei Schädigung auf Höhe des fünften Lendenwirbels reagiert die Haut in der vorderen Mitte des Beins und an den Zehen empfindlich. Die Großzehe lässt sich kaum noch anheben.

- Ist die erste am Kreuzbein austretende Nervenwurzel betroffen, findet der Arzt Gefühlsstörungen an der Fußaußenseite und die Schwierigkeit, die Fußaußenkante anzuheben.

Bandscheibenvorfall

Bei der Mehrzahl der Patienten entstehen die Beschwerden durch eine Vorwölbung der Bandscheibe, die sich bei entspannter Lagerung und durch die oben beschriebenen Behandlungsmaßnahmen innerhalb einer Woche von selbst wieder zurückbildet. Ist dies nicht der Fall oder legen massive neurologische Symptome von Anfang an den Verdacht auf einen Bandscheibenvorfall nahe, sollte dies durch bildgebende Verfahren überprüft werden. Dazu zählen neben dem Röntgen Computertomographie und Magnetresonanztomographie (Kernspintomographie). Vor allem durch die letztgenannte Methode lassen sich Bandscheibenschäden gut darstellen, während die Computertomographie alle knöchernen Strukturen wie beispielsweise die Wirbelgelenke besser abbildet.

Wann ist eine Operation der Bandscheiben notwendig?

Bandscheiben-operation

Notwendig wird die Operation allerdings, wenn wichtige Muskeln ausgefallen oder stark geschwächt sind, die zum Beispiel für das Anheben des Fußes zuständig sind. Auch die Funktionsbeeinträchtigung von Blase oder Mastdarm ist ein absoluter Grund für einen chirurgischen Eingriff, ebenso heftige Schmerzen. Die Operation selbst, die früher mit einer breiten Eröffnung der Lumbalregion einherging, kann heute durch mikrochirurgische Verfahren wesentlich schonender durchgeführt werden. Das ausgetretene Bandscheibengewebe wird mit einer kleinen Zange herausgezogen. In einigen Fällen reicht es aus, den Bandscheibenkern durch Punktion von außen entweder chemisch teilweise aufzulösen, mit

Auch wenn diese Untersuchungen ergeben, dass sich tatsächlich ein Bandscheibenvorfall ereignet hat, ist das noch kein automatisches Signal für eine Operation. In mindestens vier von fünf Fällen lassen sich die Beschwerden ohne Eingriff bessern, wiederum mit den oben vorgestellten Maßnahmen.

Bandscheibenvorfall

Hilfe eines Lasers zu »verkochen« oder ein Stückchen von ihm »abzuknabbern«.

Lassen Sie sich über die Art der Behandlung beraten, wenn Sie einen Bandscheibenvorfall haben!
Wenn Sie von einem Bandscheibenvorfall betroffen sind, kann Ihr Arzt Sie darüber informieren, ob und wenn ja, welches der genannten Verfahren an die Stelle einer konventionellen Bandscheibenoperation treten könnte. Jede dieser Methoden bringt spezielle Vorteile mit sich, ist aber auch mit Bedingungen und Einschränkungen verknüpft.

Zwei medizinische Neuentwicklungen dürften das Operationsspektrum bei Bandscheibenschäden demnächst erheblich erweitern. Bei der ersten handelt es sich um einen künstlichen gallertartigen Bandscheibenkern, der anstelle des defekten eingebracht wird. Die zweite Neuheit bietet möglicherweise denjenigen Hoffnung, bei denen wegen eines schweren Bandscheibenschadens zwei Wirbel versteift werden müssen: die Bandscheibenprothese. Sie wurde bereits etwa 100 freiwilligen Studienteilnehmern eingesetzt. Beide Innovationen stecken jedoch noch in der Erprobungsphase, ihr allgemeiner Einsatz in der Klinik ist also noch Zukunftsmusik.

Postoperatives Aufbautraining für Bandscheibenpatienten

Nach einer Bandscheibenoperation ist zwar das akute Problem behoben, aber natürlich nicht die chronische Abnutzung aller anderen Bandscheiben und der Wirbelgelenke. Daher ist es sinnvoll, mit einem gut aufgebauten Training zu beginnen, sobald die erste Heilungsphase vorüber ist. Professor Andreas Krödel, der am Essener Alfried-Krupp-Krankenhaus die genannte Studie zu den Bandscheibenprothesen leitet, ist überzeugt von der Bedeutung eines guten Rehabilitationsprogramms für alle bandscheibenoperierten Patienten.

Muskuläre Stabilisierung

Großer Wert wird dabei auf die muskuläre Stabilisierung der Wirbelsäule und auf allgemeine Fitness gelegt. »Wir ermuntern die Patienten auch zu Freizeitsport und zu Muskeltraining in Eigeninitiative. Der Patient soll begreifen, dass er an einer Systemerkrankung leidet und sich dauerhaft gut in Schuss halten muss.

Alle anderen Bandscheiben können weiterhin dem Verschleiß anheim fallen. Körperliche Aktivität ist die beste Vorbeugung, dass dies nicht passiert.« Diese Aussage, die Professor Krödel mit Blick auf seine ersten Patienten mit Bandscheibenprothese gemacht hat, lässt sich auf alle übertragen, die bereits an einer Bandscheibe operiert worden sind.

Die Rückenschule: zur Vorbeugung und bei chronischen Erkrankungen

Eine gute Möglichkeit, um Rückenschmerzen vorzubeugen oder chronische Beschwerden zu lindern, ist die Rückenschule. Da sie sich hauptsächlich mit der Lendenwirbelregion beschäftigt, wird sie in diesem Kapitel vorgestellt.

Rückenschule kommt aus Schweden

Die ersten Rückenschulen wurden Mitte der 70er-Jahre in Schweden gegründet. Die Grundidee ist, Informationen über den gesunden und den kranken Rücken mit praktischen Übungen im Sinne eines Verhaltenstrainings zu kombinieren. Ursprünglich wurden die Rückenschulen von Ärzten, Psychologen und Krankengymnasten gemeinsam geleitet, um alle Aspekte von Haltung und Rükkenbeschwerden abzudecken. Inzwischen ist der psychologische Teil bei einigen Rückenschulen etwas in den Hintergrund getreten, im Vordergrund stehen hier eher praktische Fragen.

Viele Kursangebote

Kurse zur Rückenschule bieten Volkshochschulen und Krankenkassen, aber auch Sportvereine, Fitnessstudios und physiotherapeutische Praxen an. In diesen Kursen steht rückengerechtes Verhalten im Mittelpunkt. Die Teilnehmer üben rückenschonende Bewegungsabläufe für die wichtigsten Alltagsverrichtungen sowie für die Freizeit und erlernen eine Reihe von Übungen zur Dehnung

Tipp

Um einen weiteren Vorfall zu verhüten, sollte man unmittelbar nach der Behandlung eines lumbalen Bandscheibenvorfalls mit vorbeugenden Maßnahmen beginnen.

Für die Vorbeugung eignet sich neben den oben aufgeführten Maßnahmen am Arbeitsplatz besonders die Rückenschule.

und Kräftigung der Rückenmuskulatur. Die Übungen sollte man zu Hause täglich ausführen, was etwa zehn bis 15 Minuten in Anspruch nimmt. Drei bis sechs Monate nach dem ersten Rückenschulkurs empfiehlt sich nach Erfahrungen vieler Experten ein Auffrischungskurs.

Gezieltes Training gegen Beschwerden

Praktische Übungen für einen starken Rücken

Da die Rückenmuskeln vom Nacken über das Gesäß bis zu den Oberschenkeln eine funktionelle Einheit bilden, lassen sich Übungen für die Muskeln im Lendenwirbelbereich nicht exakt von jenen Übungen abgrenzen, die eher die Brustwirbelregion stärken. Die Übungen auf den Seiten 48 ff. tun daher auch dem gesamten Rücken gut. Stellen Sie sich anhand der Vorschläge einfach Ihr individuelles Programm aus Dehnungs- und Kräftigungsübungen zusammen!

1. Training der Rückenmuskeln im Sitzen

Setzen Sie sich mit gespreizten Beinen auf einen niedrigen Stuhl ohne Armlehnen oder auf einen Hocker. Halten Sie die ausgestreckten Arme mit gespannten Muskeln nach oben. Dabei lehnen Sie den

Die Grundsätze für eine rückenschonende Lebensweise, wie sie von der Rückenschule vermittelt werden, hat der Orthopäde Prof. J. Krämer 1990 in neun Regeln zusammengefasst:

1. Du sollst Dich bewegen.
2. Halte stets den Rücken gerade.
3. Gehe beim Bücken in die Hocke.
4. Verteile Lasten auf beide Seiten und halte sie dicht am Körper.
5. Halte beim Sitzen den Rücken gerade und stütze den Oberkörper ab.
6. Stehe nicht mit durchgedrückten Knien.
7. Ziehe beim Liegen die Beine an.
8. Treibe Sport: Schwimmen, Joggen, Radfahren und Gymnastik.
9. Trainiere täglich Deine Rückenmuskeln durch spezielle Übungen.

Rückenschonung

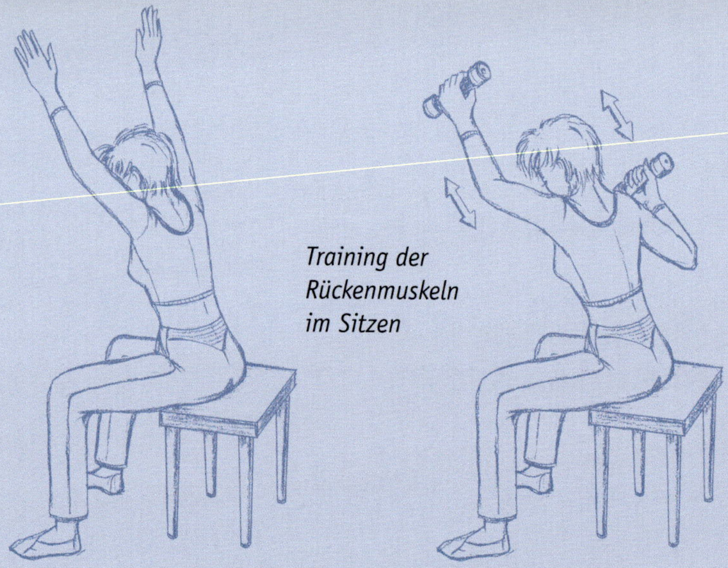

Training der Rückenmuskeln im Sitzen

Oberkörper leicht nach schräg vorne. Auch den Blick richten Sie nach schräg unten, um die Halswirbelsäule nicht zu überstrecken.

- Führen Sie jetzt mit den Armen kleine boxende Bewegungen aus, vor und zurück. Der Oberkörper soll dabei im Gleichgewicht und in der leicht nach vorne geneigten Position bleiben. Wiederholen Sie diese Bewegung 15-mal.
- Beugen Sie jetzt beide Arme und legen Sie die Fingerspitzen auf die Schultern.
- Aus dieser Stellung strecken Sie die Arme zuerst im Wechsel, dann gleichzeitig nach schräg vorne oben. 20-mal wiederholen. Achten Sie darauf, dass Sie während der gesamten Übung den Rücken gerade halten und kein Hohlkreuz machen.
- Wenn Sie die 20 Wiederholungen locker schaffen, können Sie den Trainingsgrad der Übung mit kleinen Hanteln erhöhen. Wenn Sie im Büro üben möchten oder keine Hanteln besitzen, können Sie stattdessen auch Getränkedosen oder andere Gegenstände mit ähnlichem Gewicht nehmen. Die beiden Gewichte sollten aber gleich schwer sein.

2. Kräftigung der Gesäß- und Rumpfmuskulatur

Legen Sie sich am besten auf dem Boden oder einer anderen harten Unterlage flach auf den Rücken. Die Lendenwirbelsäule kann durch ein Kissen abgestützt werden. Die Arme liegen locker neben dem Körper.

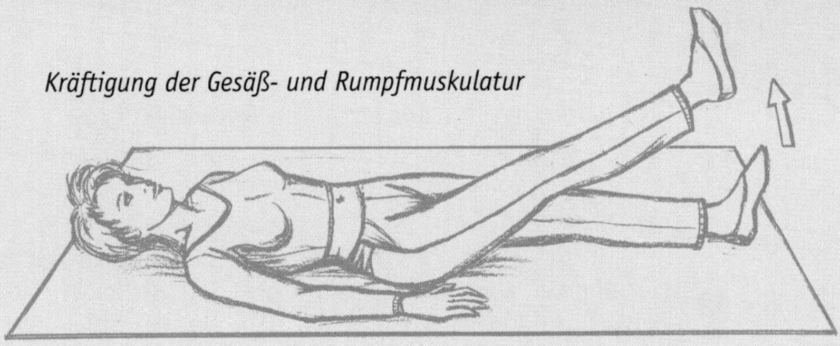

Kräftigung der Gesäß- und Rumpfmuskulatur

- Heben Sie ein Bein gestreckt bis auf einen Winkel von etwa 45 Grad an – das entspricht einer mittleren Höhe.
- Halten Sie das Bein 10 Sekunden in dieser Position. Achten Sie darauf, dass Sie dabei kein Hohlkreuz machen.
- Legen Sie das Bein ab und wiederholen Sie die Übung mit dem anderen Bein.
- Üben Sie mit jedem Bein 10-mal.

3. Kräftigung der seitlichen Gesäßmuskulatur

Legen Sie sich seitlich auf den Boden. Der Kopf ruht auf dem rechten Arm, die linke Hand stützt sich vor der Brust auf den Boden und stabilisiert so den Oberkörper.

- Strecken Sie das obere Bein nach oben (mittlere Höhe).
- Halten Sie das gestreckte Bein für etwa 10 Sekunden in dieser Position.
- Legen Sie das Bein ab und entspannen Sie.
- Wiederholen Sie die Übung 10-mal.
- Drehen Sie sich auf die andere Seite und führen Sie die Übung spiegelverkehrt ebenfalls 10-mal durch.

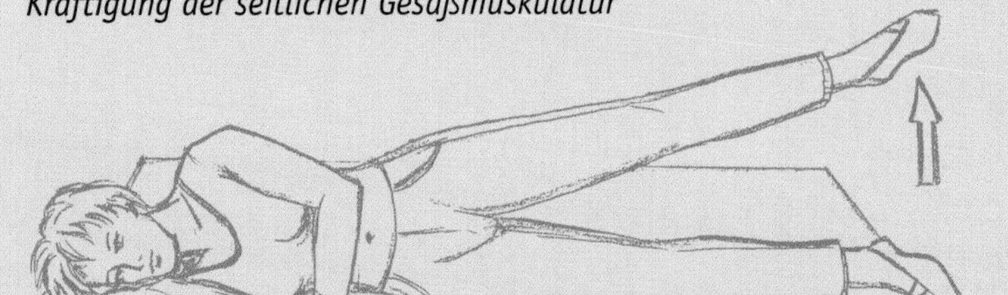

Kräftigung der seitlichen Gesäßmuskulatur

4. Kräftigung der gesamten Rückenmuskulatur

Gehen Sie in den Vierfüßlerstand und stellen Sie dabei die Arme schräg nach vorne. Knicken Sie jetzt langsam mit den Ellenbogen ein, so dass sich der Oberkörper dem Boden nähert.

- Gleichzeitig heben Sie das gebeugte rechte Bein nach hinten in die Höhe, bis es im Hüftgelenk gestreckt ist. Halten Sie diese Position für 5 Sekunden.
- Gehen Sie zurück in den Vierfüßlerstand, entspannen Sie sich.
- Wiederholen Sie die Übung 10-mal.
- Wechseln Sie die Seite und üben Sie mit dem linken Bein.

Der Rücken soll bei dieser Übung die ganze Zeit gestreckt bleiben, also weder im Hohlkreuz durchhängen noch »buckeln«.

5. Dehnung der unteren Rückenmuskulatur

Diese Übung erscheint anfangs wegen ihrer Ausgangsstellung etwas kompliziert, ist aber ausgezeichnet geeignet zur Dehnung des großen Lendenmuskels. Achten Sie bei jedem Schritt darauf, dass Sie kein Hohlkreuz machen!

Stellen Sie einen Stuhl oder Hocker an Ihre linke Seite. Knien Sie daneben mit dem rechten Knie auf einem Kissen und stellen Sie das linke Bein mit rechtwinklig gebeugtem Knie auf. Stützen Sie sich mit der linken Hand auf dem Hocker ab. Der Oberkörper bleibt aufrecht, das rechte Hüftgelenk wird leicht gestreckt, ohne das Becken zu drehen.

Kräftigung der gesamten Rückenmuskulatur

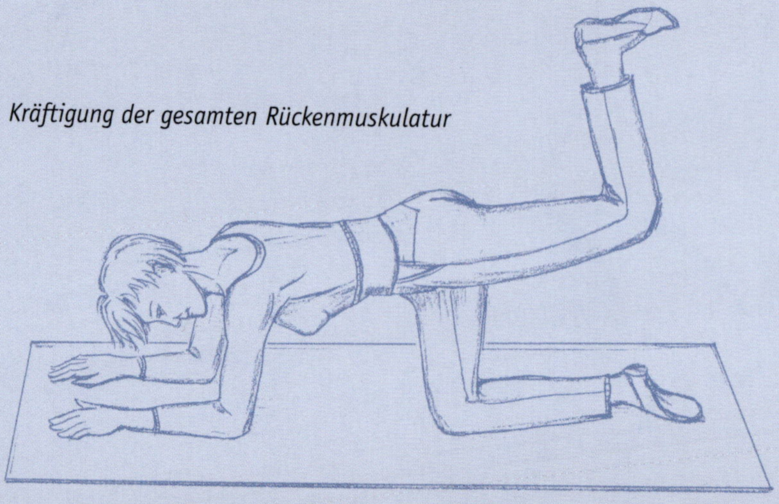

- Der rechte, liegende Unterschenkel wird leicht nach außen gedreht, so dass sich die rechte Hüfte nach innen dreht. Die rechte Hand stützen Sie in die Hüfte, um deren Haltung zu kontrollieren. Beugen Sie den Oberkörper leicht nach links in Richtung auf den Hocker, der linke Unterarm liegt dabei auf dem Hocker auf.
- Strecken Sie jetzt den rechten Oberschenkel etwas stärker, indem Sie den Oberkörper stärker nach vorne beugen, bis Sie eine Dehnung im Lendenbereich spüren.
- Pressen Sie das rechte Knie fest in das Kissen, und versuchen Sie, den gedehnten Muskel anzuspannen.
- Erhalten Sie die Spannung für etwa 10 Sekunden.
- Entspannen Sie sich.
- Schieben Sie das Becken noch etwas stärker nach vorne, um die Streckung der rechten Hüfte zu steigern.
- Wiederholen Sie die Übung so oft, bis keine weitere Dehnung mehr möglich ist. Halten Sie die letzte Position für 15 Sekunden.
- Stellen Sie den Hocker auf Ihre rechte Seite und wiederholen Sie die Übung spiegelverkehrt.

6. Dehnung der geraden Oberschenkelmuskeln

Wenn man den ganzen Tag im Sitzen verbringt, sind die Oberschenkel- und Hüftmuskeln oft verkürzt. Die Verkürzung wirkt sich nachteilig auf die Haltung aus, da diese Muskeln die Hüfte beu-

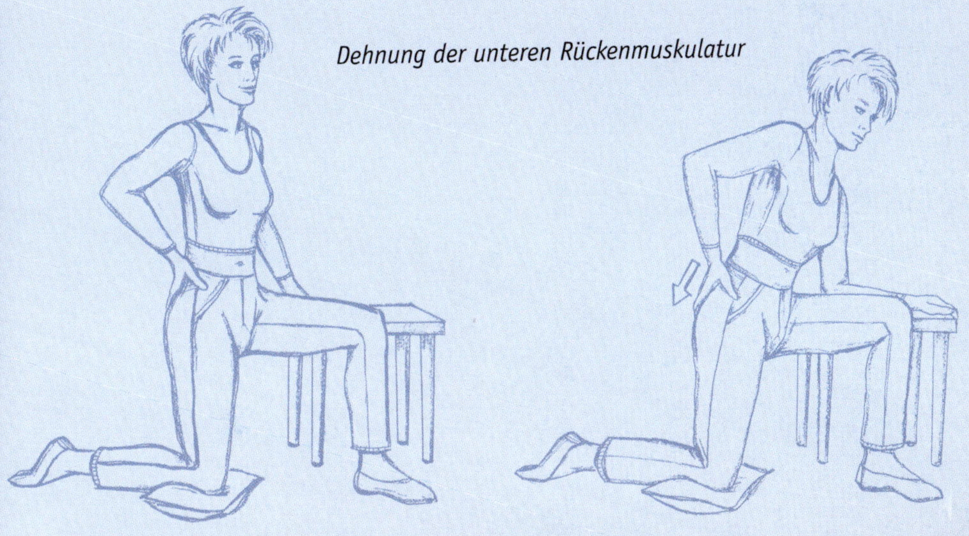

Dehnung der unteren Rückenmuskulatur

gen und so den Rumpf nach vorne ziehen. Stellen Sie sich vor einen Tisch und umfassen Sie das rechte Fußgelenk mit der rechten Hand. Stützen Sie sich mit der linken Hand auf dem Tisch ab. Der Rücken und das linke Knie sind gestreckt. Kippen Sie das Becken, um ein Hohlkreuz zu vermeiden.

- Ziehen Sie das rechte Knie mit der Hand weiter nach hinten, bis Sie eine Dehnung an der Vorderseite des Oberschenkels fühlen. Die rechte Hüfte ist jetzt noch stärker gestreckt.
- Ziehen Sie das rechte Fußgelenk gegen die Hand nach unten.
- Halten Sie diese Position für etwa 10 Sekunden.
- Entspannen Sie sich.
- Ziehen Sie nun die rechte Ferse mit der Hand so weit wie möglich ans Gesäß heran, ohne dabei ein Hohlkreuz zu machen.
- Wiederholen Sie die Übung so oft, bis keine weitere Dehnung mehr möglich ist. Halten Sie die letzte Position für 15 Sekunden.
- Stellen Sie sich auf das rechte Bein und wiederholen Sie die Übung mit der linken Seite.

Drehen der seitlichen Nackenmuskeln

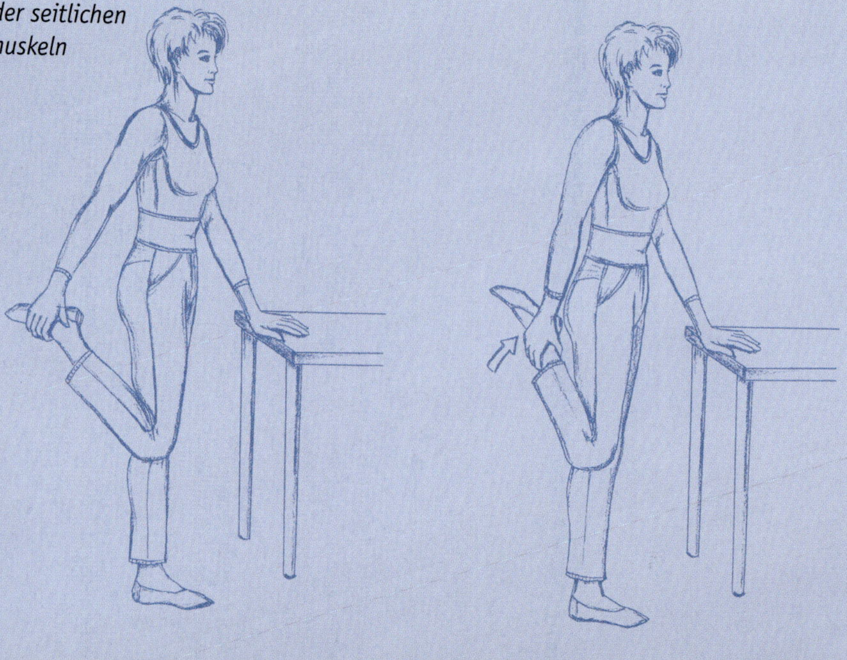

Wenn die Muskeln aus dem Gleichgewicht geraten: muskuläre Dysbalance

Muskel ist nicht gleich Muskel: Seit fast 40 Jahren weiß man, dass der Mensch mindestens zwei unterschiedlich reagierende Muskelarten besitzt: die tonischen (statischen) Muskeln, die die Haltungsarbeit verrichten, und die phasischen Muskeln, die wir für schnelle Bewegungen brauchen.

Tonische und phasische Muskeln

Die tonischen Muskeln sind im Dauereinsatz, denn sie sorgen für eine aufrechte Körperhaltung. Dabei stehen sie ständig unter Spannung. Wenn sie nicht ausreichend gedehnt und regelmäßigen Belastungswechseln ausgesetzt werden, neigen diese Muskeln zur Verkürzung. Die phasischen Muskeln dagegen kommen nur zum Einsatz, wenn wir aktiv Bewegungen ausführen, an denen sie beteiligt sind. Werden sie nicht genügend gefordert, können sie bis hin zur Pseudolähmung erschlaffen.

Die tonischen Muskeln sind quasi die Dieselmotoren des Körpers: konzipiert für eine dauerhafte, beständige Leistung bei geringem Energieverbrauch, aber mit einer gewissen Trägheit behaftet, was Leistungsspitzen angeht. Die phasischen Muskeln dagegen haben Turbo-Qualitäten: rasche Beschleunigung unter relativ hohem Energieverbrauch für kurzzeitigen Einsatz mit hoher Leistung.

Muskelgruppen fast im Gleichgewicht

Bei einem gesunden Menschen sind tonische und phasische Muskelgruppen fast im Gleichgewicht, nur mit Hilfe äußerst empfindlicher Untersuchungsmethoden lässt sich ein leichtes Ungleichgewicht zugunsten der tonischen Muskeln nachweisen. Doch schon kleine Abweichungen von der Norm, sei es die einseitige Haltung vor dem Bildschirm oder die Überbeanspruchung bestimmter Muskelgruppen, reichen jedoch aus, um dieses natürliche Gleichgewicht zu verschieben. Überwiegt die Kraft der für die Haltung verantwortlichen tonischen Muskeln deutlich, liegt eine so genannte muskuläre Dysbalance vor, die sich in unterschiedlichen Beschwerden äußern kann.

Fehlhaltung begünstigt Ungleichgewicht

Ein wichtiger Mechanismus für die Verstärkung des muskulären Ungleichgewichts ist Bewegungsarmut in Kombination mit Fehlhaltung – ein Muster, wie es typischerweise etwa bei PC-Arbeit und beim Autofahren vorkommt. Dabei senden die fehlbelasteten Wirbelgelenke und Bänder über ihre Schmerzfühler ständig winzige nicht wahrnehmbare Signale. Darauf reagieren die zuständigen tonischen Muskeln in der Region mit einer weiteren Anspannung und Verkürzung, was nach einiger Zeit zu Schmerzen führt. Die Gegenspieler dieser Muskeln werden immer schwächer, wodurch das Ungleichgewicht wächst und wächst. Häufig sind von der Verkürzung die Hüftbeuger, die Brustmuskeln, die Beugemuskeln für den Ellenbogen sowie die Unterarmstrecker betroffen. Wenn diese Muskeln verkürzt sind, werden ihre Gegenspieler durch einen verstärkten Zug überlastet. Dadurch kommt es schließlich zu Beschwerden an den Sehnenansätzen.

Geschwächte Gegenspieler

Warum gerade beim Dauersitzen die Balance verloren geht

Lange Schadenskette

Die lange Schadenskette der muskulären Dysbalance lässt sich anhand der Bewegungs- und Haltungsgewohnheiten, wie sie viele Büojobs mit sich bringen, besonders leicht verfolgen. An erster Stelle ist die am Schreibtisch beliebte krumme Sitzhaltung mit Rundrücken zu nennen: Dabei sinken Schultergürtel und Brustkorb nach unten, das Becken kippt nach vorne oben. Als Ausgleich zum hängenden Brustkorb muss sich die Halswirbelsäule überstrecken. Dadurch verkürzen sich die Nackenstreckmuskeln. Die Schultern fallen nach vorne innen, was die Brustmuskeln kürzer werden lässt. Die gesamte Bauchmuskulatur erschlafft, die Hüftbeuger verkürzen sich. Wer auf Dauer mit Rundrücken vor dem PC sitzt und keine Gegenmaßnahmen ergreift, riskiert, dass diese Verkürzungen sich derart stark ausprägen, dass die betroffenen Muskeln nicht mehr in ihre ursprüngliche Ruheposition zurückzubringen sind. Die Sehnen und Muskelansätze werden durch die Überbeanspruchung gereizt, was sich über die bekannten funktionsabhängigen Schmerzen bemerkbar macht – als Zervikalsyndrom, Thorakalsyndrom oder Lumbalsyndrom, je nach Region der stärksten Schädigung.

So kommen Sie wieder ins Gleichgewicht

Geschwächte Muskeln systematisch stärken

Ein effektiver Weg, um eine muskuläre Dysbalance wieder in den Griff zu bekommen, ist gezielte Krankengymnastik. Die verkürzten Muskelgruppen werden allmählich gedehnt und die geschwächten Muskeln systematisch aufgebaut. Verbesserung erreicht man auch durch die Muskeldehntechniken der Chirotherapie. Begleitende Reizzustände der Sehnenansätze werden durch lokale Injektionen, spezielle Weichteildehntechniken und Ultraschall behandelt. Unterbleibt dies, so können aufgrund der gereizten Sehnen die Beschwerden immer wieder aufflackern. Daneben sollte man – wie bei jeglicher Form von Rückenbeschwerden – einseitige Belastungen reduzieren und die Körperhaltung trainieren. Bei der Arbeit öfter mal die Haltung wechseln, Sport treiben, Rückengymnastik und Rückenschule – diese Maßnahmen stehen also auch dann im Vordergrund, wenn man die Rückenbeschwerden aus der Perspektive des Muskel(un)gleichgewichts betrachtet.

Haltungswechsel

Liegt eine muskuläre Dysbalance vor, weicht der komplette Bewegungsablauf so erheblich von der Norm ab, dass selbst beim gemütlichen Gehen Schmerzen enstehen können. Durch die Verkürzung der Hüftbeuger und der Rückenstrecker sowie die Abschwächung ihrer Gegenspieler, der Bauchmuskeln, kommt es zu einer dauerhaften Fehlstellung der Hüftgelenke. Das Becken kippt nach vorne und erzeugt so eine übermäßige Krümmung der Lendenwirbelsäule. Dies wiederum belastet die Bandscheiben und die Wirbelgelenke in dieser Region, aber auch das Hüftgelenk selbst. Durch einen komplizierten Mechanismus verlagert sich mit der Zeit das Bewegungszentrum beim Gehen aus dem Hüftgelenk in die untere Lendenwirbelsäule. Deswegen verspüren Betroffene mit ausgeprägter muskulärer Dysbalance nach längerem Gehen Beschwerden in den Wirbelgelenken und mitunter Kreuzschmerzen.

Schmerzen

Wenn einfach alles wehtut: Fibromyalgie

Am Nachmittag machen sich allmählich Nackenverspannungen bemerkbar und der Kopf schmerzt. Abends, beim Aussteigen aus dem Auto, zwickt es im Rücken – doch nach ein paar Dehnungsübungen und einem kleinen Spaziergang an der frischen Luft ist alles wieder in Ordnung. So geht es den meisten Menschen: Nach einem stressigen Tag können Beschwerden auftreten, aber sie verschwinden rasch wieder. Nicht so viel Glück haben Patienten mit Fibromyalgie. Dieses Krankheitsbild, das von Internisten und Orthopäden meist zum Weichteilrheumatismus gezählt wird, geht mit mannigfaltigen Beschwerden einher. Muskeln, Bindegewebe, Sehnenansätze, Knochen – fast alles, was zum Bewegungsapparat gehört, kann bei diesem Syndrom schmerzen. Betroffen sind zu über 80 Prozent Frauen im Alter zwischen 20 und 50 Jahren. In jüngeren Jahren tritt die Fibromyalgie selten auf, im höheren Alter nehmen die Beschwerden wieder ab.

Weichteilrheumatismus

Schwierige Diagnose: den Ursachen auf der Spur

Über die Ursachen der Fibromyalgie ist wenig bekannt. Die meisten Ärzte scheuen sich, die Beschwerden als eigenständiges Krankheitsbild zu akzeptieren. So wird auch die Diagnose eher behelfsmäßig gestellt: Nachdem alle anderen möglichen Ursachen für die Schmerzen ausgeschlossen worden sind, prüft der Arzt 14 so genannte Triggerpunkte am Körper auf Druckschmerzhaftigkeit. Die fraglichen Stellen liegen zwischen einem Punkt über der Halswirbelsäule und der oberen Innenkante der Kniescheibe. Empfindet der Betroffene an mindestens sieben dieser 14 Stellen Schmerzen, so wird die Diagnose Fibromyalgie gestellt, sofern diese Beschwerden seit mindestens drei Monaten andauern. Die Bezeichnung Fibromyalgie beinhaltet also stets einen chronischen Verlauf. Außer über Schmerzen klagen die Betroffenen meist über Morgensteifigkeit, Gefühllosigkeit und Schwellungen

14 Triggerpunkte

Chronische Beschwerden

an den Händen sowie über Verdauungsprobleme, Schlafstörungen und Müdigkeit. Kopfschmerzen kommen ebenfalls gehäuft vor.

Was kann bei Fibromyalgie helfen?

Die Behandlung der Fibromyalgie ist nicht ganz einfach, da die Beschwerden oft schubweise auftreten, sich zwischendurch spontan bessern, aber auch jahrelang anhalten können. Es ist also schwer einzuschätzen, ob eine Therapie gewirkt hat oder die Erkrankung von selbst eine günstige Wendung genommen hat. Die Erfolgschance einer geplanten Behandlung vorausschauend einzuschätzen, fällt ebenfalls schwer. Die ärztliche Behandlung der Fibromyalgie reicht von Haltungsschulungen über Entspannungsübungen, Muskel- und Kreislauftraining bis zur Elektrotherapie und der Verordnung von antidepressiv wirkenden Medikamenten. Schmerzmittel sollten kritisch und nur kurzfristig eingesetzt werden. Viele Betroffene lernen im Lauf der Zeit, durch gezielte Anwendung von Wärme, dosierte körperliche Aktivität und eine Rhythmisierung ihres Tagesablaufs mit ausreichenden Ruhepausen die Beschwerden unter Kontrolle zu halten.

Schmerzmittel kritisch betrachten

Eine finnische Studie hat ergeben, dass eine salzarme vegane Ernährung die Schmerzen lindert, die Beweglichkeit der Gelenke bessert und auch den Schlaf sowie das Allgemeinbefinden günstig beeinflusst. Vegane Kost bedeutet den Verzicht auf sämtliche tierische Lebensmittel, also auch auf Eier, Milch und Milchprodukte. In der finnischen Untersuchung haben diejenigen Patienten, die sich vegan ernährten, erheblich an Gewicht verloren. Möglicherweise trug dies zur Besserung der Gelenkbeschwerden bei. Doch die Gewichtsabnahme allein erklärt den Erfolg sicher nicht.

Oft verschlechtern sich die Beschwerden bei Kälte, Stress oder starker körperlicher Anstrengung, aber auch bei völliger Ruhe können sie sich verschlimmern. Wärme und mäßige Aktivität tun hingegen gut. Psychische Faktoren spielen für die Schmerzwahrnehmung sowie für für Dauer und Intensität der Beschwerden ebenfalls eine wichtige Rolle.

Hinweis

Erleichterung durch fleischlose Kost

Aus anderen Untersuchungen ist außerdem bekannt, dass vegetarische Ernährung bei verschiedenen rheumatischen Krankheitsbildern Linderung verspricht, so dass die fleischlose Ernährung bei Fibromyalgie unbedingt einen Versuch wert sein sollte. Die sehr radikale vegane Ernährungsform erfordert allerdings nicht nur ein hohes Maß an Selbstdisziplin, sondern kann auch zu Mangelerscheinungen führen. Vor allem die ausreichende Aufnahme von Eiweiß und fettlöslichen Vitaminen ist nur bei sehr bewusster Zusammenstellung der Kost gesichert.

Wenn die Seele dem Körper Schmerzen bereitet

Modediagnose Fibromyalgie?

Einige Ärzte betrachten die Fibromyalgie nicht als Krankheitsbild aus dem rheumatischen Umfeld, sondern eher als psychosomatische Störung. So nannte etwa Winfried Rief, Arzt für psychosomatische Medizin aus Prien/Chiemsee, auf einem Fachkongress die Bezeichnung Fibromyalgie eine »Modediagnose«. Für ihn gehört das Beschwerdebild zur Gruppe der weit verbreiteten somatoformen Störungen. Darunter versteht man Krankheitsbilder, die sich keiner organischen Erkrankung zuordnen lassen und mit einer Fülle von oft wechselhaften Beschwerden an verschiedenen Organen aufwarten. Dazu zählen seiner Einschätzung nach auch bekannte Beschwerdebilder wie der Reizdarm, das chronische Müdigkeitssyndrom oder das Syndrom der multiplen chemischen Überempfindlichkeit.

Macht ein stationärer Aufenthalt Sinn?

Die Behandlung somatoformer Störungen erfolgt in der Regel nicht mit Medikamenten, sondern durch Psychotherapie. Wenn die psychotherapeutische Betreuung ambulant erfolglos bleibt, kann ein stationärer Aufenthalt in Erwägung gezogen werden. Das ist vor allem dann sinnvoll, wenn die anhaltenden Beschwerden bereits zu einer längerfristigen oder wiederholten Krankschreibung geführt haben und der Chef mit Kündigung droht.

Gerade bei Computerarbeitsplätzen, bei denen Beschwerden am Haltungs- und Bewegungsapparat ohnehin sehr häufig vorkommen, sollte man sich bei Verdacht auf Fibromyalgie rechtzeitig um eine Abklärung und um eine optimale Therapie kümmern.

Die Psyche sitzt mit am Schreibtisch

Jeder zweite Erwachsene kennt Rückenschmerzen, sei es im Hals-Nacken-Schulterbereich oder an der Lendenwirbelsäule. Fast jeder Dritte war deswegen innerhalb des vergangenen Jahres in ärztlicher Behandlung. Der Rücken ist aus orthopädischer Sicht eine Fehlkonstruktion – bei einem technischen Produkt würde man eine derart hohe Ausfallquote wohl kaum akzeptieren.

Typische »Bedienungsfehler«

Doch entscheidend für viele Rückenbeschwerden sind weniger Konstruktionsmängel als vielmehr die »Bedienungsfehler«: Unser Umgang mit dem komplizierten Verbund aus Muskeln, Knochen und Gelenken ist nicht immer schonend. Stundenlanges Sitzen, Fehlhaltung und Überlastung können, wie dieser Ratgeber zeigt, zu unterschiedlichsten akuten oder chronischen Schmerzen führen. Diese Beschwerden sind dabei stets auch mit psychischen Faktoren verquickt. Denn der Rücken ist mehr als eine beliebige Körperregion, an der sich die Nachteile der Computerarbeit zeigen.

Psychosomatische Wechselwirkungen

Der gerade, kräftige Rücken ist ein wichtiger Signalgeber für das Wohlbefinden – und zwar für das körperliche und das seelische.

Die tragende Rolle des Rückens ist sprichwörtlich

Welch zentrale Rolle dem Rücken zukommt, dokumentieren zahlreiche Redensarten. Ob es gilt, Rückgrat zu beweisen, Haltung zu bewahren oder erhobenen Hauptes zu gehen – meist wird mit dem aufgerichteten Rücken nicht nur äußere, sondern auch innere Stärke verbunden. Umgekehrt legten die Herrscher vergangener Zeiten stets größten Wert darauf, dass ihre Untertanen den Rücken für sie krumm machten: Unterlegene wurden unter das Joch gezwungen, mussten ihr Kreuz tragen oder sich zu Boden werfen – und die Untergebenen sich zumindest tief verbeugen.

Körpersprache und Wohlbefinden

Der Rücken ist für die Haltung verantwortlich und daher ein unübersehbarer Bestandteil der Körpersprache. Wer in sich zusammengesunken mit hängenden Schultern dahinschlurft, wird niemanden von sich oder seinem Wohlbefinden überzeugen können – mag er sagen, was er will. Doch die Haltung zeigt nicht nur das Befinden, sie beeinflusst es auch. Das kann man selbst ausprobieren:

Richten Sie sich bewusst auf, nehmen Sie die Schultern zurück und strecken Sie sich aus dem Kreuz heraus nach oben. Der Kopf taucht plötzlich zwischen den Schultern auf, zwischen denen er vorher fast versunken war und lässt sich freier bewegen. Mit der geraden Haltung wächst automatisch auch das Selbstbewusstsein.

Seelische Verstimmung

Aufgerichtet fühlt man sich besser als gekrümmt und geduckt. Umgekehrt führen dauernde »Nackenschläge« und seelische Belastungen zu einer Veränderung der Körperhaltung. Wer Angst um seinen Arbeitsplatz hat, seinen Chef fürchtet oder von den Kollegen gemobbt wird, duckt sich und zieht den Kopf ein – im wahrsten Sinne des Wortes. Hochgezogene Schultern, ein gebeugter Nacken, ein Rundrücken sind sichtbare körperliche Anzeichen seelischer Verstimmung und Unsicherheit. Wenn diese Belastung über einen längeren Zeitraum anhält, kann eine Fehlhaltung des Rükkens entstehen, die wiederum Beschwerden begünstigt.

Die Schmerzwahrnehmung hängt von der Tagesform ab

Wahrnehmungsschwelle für Schmerzen

Psychischer Druck verändert die Schmerzwahrnehmung – eine Erfahrung, die wohl jeder schon einmal selbst gemacht hat. An Tagen, an denen es einem gut geht, werden kleinere Beschwerden ignoriert. Wer sich fit fühlt, mit Begeisterung an einem Projekt arbeitet oder gar verliebt ist, nimmt »Bagatellen« wie Verspannungen oder Kopfschmerzen nicht ernst. Meist bemerkt man sie nicht einmal, denn die Wahrnehmungsschwelle für Negatives liegt in solchen Phasen so hoch, dass die meisten Zipperlein gar nicht bis ins Bewusstsein vordringen.
An anderen Tagen hingegen klappt gar nichts: Die Waage zeigt morgens zwei Kilo mehr an, der Hosenbund kneift, die Periode steht vor der Tür, der Bus fährt einem vor der Nase weg und der Chef meckert gleich morgens wegen der Verspätung. An solchen Tagen zieht es schon um halb elf in der Nackengegend, die Augen

brennen, nach dem Mittagessen stellen sich Kopfschmerzen ein. Die Füße fühlen sich so geschwollen an, dass man am liebsten die Schuhe ausziehen möchte. Übertrieben dargestellt? Vielleicht, aber die Tendenz stimmt: Die Wahrnehmung und – unbewusste – Beurteilung von Beschwerden aller Art kann von Tag zu Tag unterschiedlich sein. Für diese Differenzen ist überwiegend die psychische Verfassung zuständig.

Druck abbauen: offene Aussprachen tun auch dem Rücken gut

Für inneres Gleichgewicht sorgen

Für Ihre seelische Verfassung können Sie selbst eine Menge tun. Am Anfang steht die Analyse, weshalb es derzeit nicht so gut läuft. Handelt es sich um überschaubare Probleme, so ist die Situation oft relativ einfach: Wenn die Schwierigkeiten behoben sind, werden sich auch die Verspannungen oder Kreuzschmerzen bessern. Konkrete Konflikte, sei es die Verteilung der Arbeit in der Abteilung oder Termindruck, lassen sich in vielen Fällen durch eine offene und sachliche Aussprache aus der Welt räumen.

Wer sich traut, den Chef wegen Schwierigkeiten anzusprechen, bekommt langfristig meist ein positives Feedback: Denn so zeigt man Interesse an der Arbeit und gleichzeitig Zivilcourage. Das wiederum erzeugt Respekt. Gleichzeitig ist positive Resonanz Balsam für das Selbstbewusstsein und damit auch ein gutes Mittel, um das eigene Rückgrat wieder aufzurichten und Beschwerden »abzuschütteln«.

Zwischenmenschliche Probleme

Anders liegt der Fall, wenn zwischenmenschliche Probleme mit Kollegen oder dem Chef auftreten. Sie fühlen sich gemobbt, benachteiligt, kaltgestellt oder gar hinausgeekelt? Sprechen Sie mit einem Kollegen Ihres Vertrauens über das Problem. Wenn er oder sie bestätigt, dass Ihre Einschätzung zutrifft, wird am besten der Betriebsrat eingeschaltet. In schwierigen Situationen kann auch die Unterstützung eines Psychologen zur Lösung des Konflikts beitragen. Kommen Sie nach reiflicher Überlegung und Gesprächen mit Freunden und vertrauenswürdigen Kollegen hingegen zu dem Ergebnis, dass die Schwierigkeiten bei Ihnen selbst liegen, ist ein anderes Vorgehen notwendig.

Hilfe durch den Psychologen

Hier ist zunächst absolute Ehrlichkeit sich selbst gegenüber gefragt: Welche Eigenschaften oder Verhaltensweisen stehen dem Erfolg im

Job und der guten Zusammenarbeit im Team entgegen: Sind Sie zu perfektionistisch? Trauen Sie den anderen nichts zu? Arbeiten Sie nur für sich selbst und nicht für das Team? Oder versuchen Sie, unangenehme Tätigkeiten auf andere abzuwälzen, und verhalten sich unkollegial?

Harte Zeiten für Perfektionisten

Besser flexibel als pedantisch

Vor allem Menschen, die sehr perfektionistisch veranlagt sind, neigen zu Verspannungen. Das Bemühen, alles immer noch besser zu machen, kann in Widerstreit mit den Anforderungen des Alltags geraten. »Denk schneller – Perfektion ist Zeitlupe, Phantasie ist Lichtgeschwindigkeit«. So lautete die Botschaft, die ein großer Konzern kürzlich in seiner Imagekampagne verbreitete. »Lieber nur 98,5 Prozent als 1,5 Jahre später«, hieß es darin weiter. Gefragt ist also der flexible, ideenreiche Mitarbeiter, der lieber etwas riskiert, als auf die letzte Bestätigung seiner Vorschläge zu warten. Perfektionisten haben es in einem solchen Umfeld schwer – die verbleibenden 1,5 Prozent Unsicherheit können ihnen schlaflose Nächte und Verspannungen bereiten.

Vorsicht »Perfektionismus-Falle«!

Besonders junge Frauen geraten heute leicht in die »Perfektionismus-Falle«. Von ihnen wird viel verlangt: Kreativität und Engagement im Job, gut erzogene und erfolgreiche Kinder, ein Haushalt, in dem alles wie am Schnürchen läuft. Bei all dem sollen sie niemals abgespannt, sondern stets gut gelaunt und attraktiv aussehen. Welche berufstätige Mutter kennt diese Situation nicht. Da sitzt man morgens im Büro vor dem PC und überlegt, was heute noch alles zu erledigen ist. Mittags die Kinder von der Schule abholen, auf dem Weg dorthin noch schnell einkaufen, zu Hause dann kochen, die Hausaufgaben überwachen und und und. Ein solcher Terminplan von früh bis spät gleicht dem eines Managers und erzeugt mindestens denselben Druck. Dass »frau« mit diesem Plan im Kopf schon morgens mit Verspannungen im Büro sitzt, leuchtet jedem ein.

Hier Abhilfe zu schaffen, kann schwierig sein – aber irgendeine Möglichkeit findet sich in den meisten Fällen. Tun Sie sich mit anderen Müttern zusammen und teilen Sie sich die »Chauffeurdienste« zum Gitarrenunterricht und Sportverein. Prüfen Sie das Haushaltsbudget: Reicht es für eine Putzhilfe? Spannen Sie Ihren

Mann verstärkt in die Hausarbeit ein – auch Kleinigkeiten entlasten Sie. Jede Verpflichtung, die Sie auf diese Weise loswerden, kommt Ihrem Rücken zugute. Und wenn Sie weniger verspannt und von Kreuzschmerzen gequält am Computer sitzen, wächst Ihre Leistungsfähigkeit im Job und damit Ihr Selbstbewusstsein.

Mit Entspannungsübungen den Stress besser wegstecken

Systematische Entspannungsverfahren können bei Dauerstress eine große Hilfe sein. Sie ermöglichen es uns, angestauten Druck abzubauen, den Herausforderungen des Jobs lockerer zu begegnen und konkrete Stresssituationen besser zu meistern. Im Folgenden werden einige besonders effektive Entspannungsverfahren vorgestellt. Am weitesten verbreitetet sind derzeit das autogene Training und die progressive Muskelentspannung nach Jacobson.

Autogenes Training

Beim autogenen Training wird eingeübt, durch gesprochene Aufforderungen zu jedem beliebigen Zeitpunkt körperliche Empfindungen wie Schwere, Wärme oder Kühle zu erzeugen. Wer das autogene Training beherrscht, kann bestimmte Übungen an jedem beliebigen Ort und auf eine Weise durchführen, dass es der Umgebung verborgen bleibt. Dadurch eignet sich das autogene Training besonders für den Berufsalltag – sei es am Schreibtisch oder zwischen anstrengenden Dauermeetings. Wenn Sie diese Methode lernen möchten, sollten Sie etwas Geduld aufbringen. Vor allem die fortgeschrittene Stufe, auf der mit formelhaften Vorsatzbildungen gearbeitet wird (»Ich bin ganz ruhig«), erfordert Übung. Empfehlenswert ist es, mindestens einen Einführungskurs zu besuchen. Anschließend kann man selbst weiterüben; Literatur mit entsprechenden Anleitungen gibt es reichlich.

Für den Alltag besonders geeignet

Progressive Muskelentspannung nach E. Jacobson

Die progressive Muskelentspannung nach E. Jacobson erzeugt durch gezielte Spannungswechsel der Muskulatur eine fortschreitende Entspannung des gesamten Körpers. Im Mittelpunkt der Aufmerksamkeit steht die bewusste Wahrnehmung des Unterschieds zwischen Spannung und Entspannung. Bei fortgeschritte-

Hypnose

ner Übung lässt sich bei der Überleitung in die tiefe Entspannung ein hypnoseähnlicher Zustand erzeugen. Auch zur Jacobson-Methode werden vielerorts Kurse angeboten, beispielsweise von Volkshochschulen oder Krankenkassen.

Qigong

Ein weiteres Entspannungsverfahren ist das in China sehr populäre und inzwischen auch im Westen bekannte Qigong (ausgesprochen tschi-gung). Dabei handelt es sich um eine Atem- und Meditationstherapie der traditionellen chinesischen Medizin, die auf den drei Säulen Shen (die geistige Konzentration und innere Ruhe), Qi (das Leiten des Atems im Körper) und Xing (das Ausführen bestimmter Bewegungsabläufe) beruht. Qigong ist uralt: Es geht auf den chinesischen Arzt Hua-Tuo zurück, der im zweiten Jahrhundert nach Christus lebte. Hua-Tuo führte die im Vergleich zum Menschen bessere Gesundheit der Tiere auf bestimmte regelmäßige Bewegungsfolgen zurück. Daraufhin entwickelte er die »Übungen der Fünf Tiere«: Kranich, Bär, Hirsch, Affe und Tiger. Aus diesen Übungen ist auch das so genannte Schattenboxen hervorgegangen. Die Wirkung des Qigong beruht ähnlich wie die des autogenen Trainings auf einer Regulation des vegetativen unbewussten Nervensystems.

Neben den angeführten Verfahren gibt es noch eine ganze Reihe weiterer Entspannungstechniken. Stellvertretend seien hier die Atemtherapie nach Ilse Middendorf, die funktionelle Entspannung nach Marianne Fuchs oder die eher pädagogisch und physiotherapeutisch ausgerichtete Eutonie nach Gerda Alexander genannt. Alle drei Verfahren werden von vielen Therapeuten angeboten, mit ihrer Hilfe lassen sich konkrete Beschwerden durch die Entspannung der gesamten Muskulatur und der Psyche lindern. Ihren größten Nutzen entfalten die Entspannungsverfahren aber in der Vorbeugung. Wer sie frühzeitig erlernt, ist gegen Stress und schwierige Arbeitsbedingungen gut gewappnet.

Vorbeugung

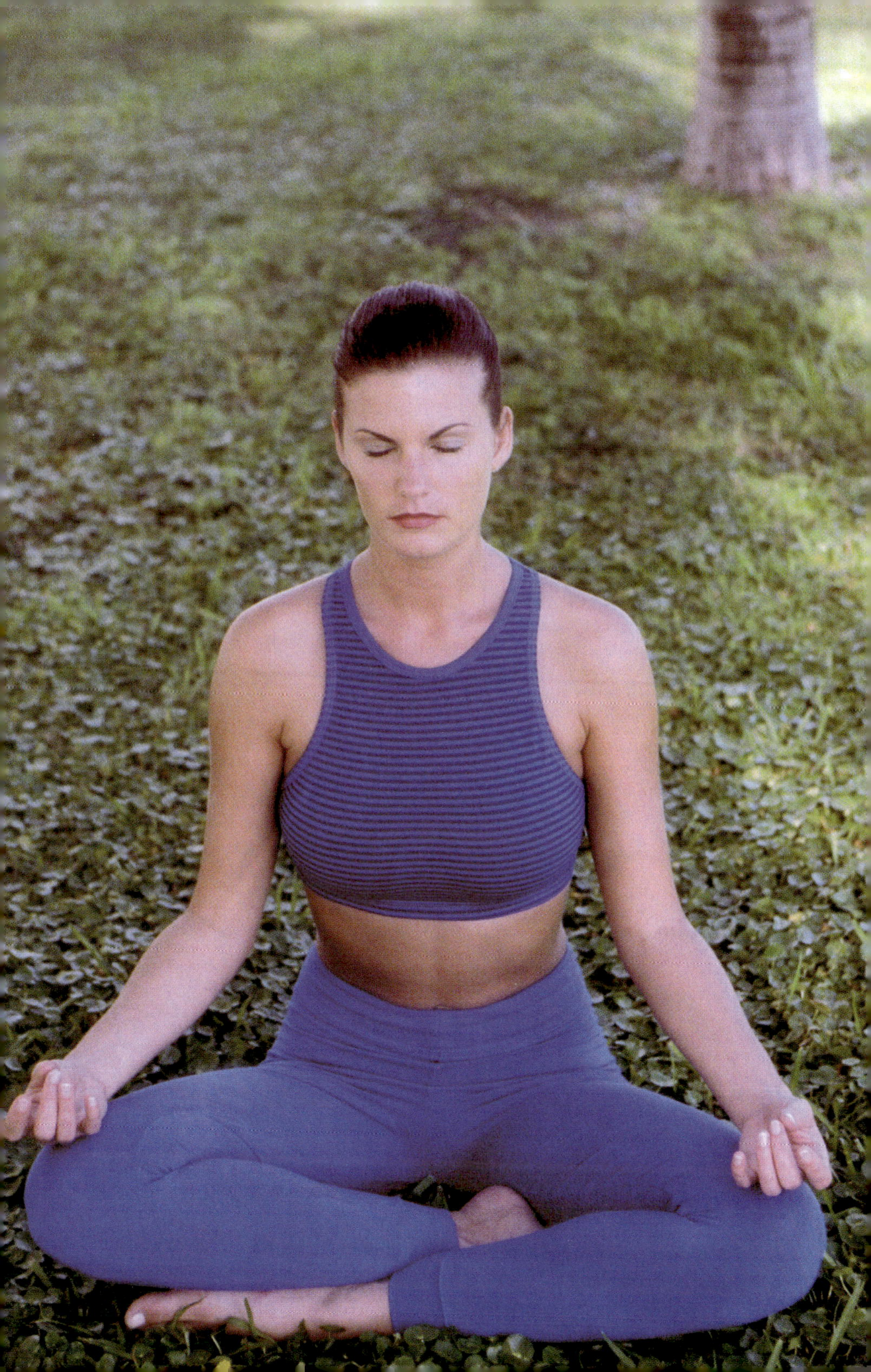

Was bringt das Dauersitzen im Büro sonst noch mit sich?

Neben den beschriebenen Beschwerden am Haltungs- und Bewegungsapparat kann das tägliche Dauersitzen im Büro eine Reihe weiterer Gesundheitsprobleme verursachen. Im Anschluss werden einige der häufiger auftretenden Krankheitsbilder dargestellt. In erster Linie geht es auch hier wieder darum zu zeigen, welche Möglichkeiten der Einzelne hat, diesen drohenden Entwicklungen gegenzusteuern.

Wenn das »Knochenguthaben« dahinschmilzt: Osteoporose

Wirbelkörper brechen zusammen

Harte körperliche Arbeit ist heute nur noch in seltenen Fällen der Grund für ein gebeugtes Rückgrat im Alter. Viel häufiger trifft es Frauen jenseits der Wechseljahre, die eher an Bewegungsmangel gelitten haben. Hinter der fortschreitenden Krümmung des Rückens steckt bei ihnen das Zusammenbrechen von Wirbelkörpern. Die Krankheit Osteoporose bedeutet, dass die Knochenmasse abgenommen hat und die früher sehr belastbare Bälkchenstruktur der Knochen aufgehoben ist. Häufig geschieht dies zunächst in den Wirbelkörpern, die dann ohne jeglichen Sturz oder Unfall in sich zusammensinken, manchmal sogar beim Aufstehen aus dem Bett. Doch der Bruch bleibt nicht lange unbemerkt: Alsbald treten heftige Rückenschmerzen auf. Da die Wirbelkörper nicht gleichmäßig, sondern vorne stärker als hinten einsinken, krümmt sich der Rücken. Mit der Zeit kann so ein ausgeprägter Rundrücken entstehen.

Der Knochenstoffwechsel

Knochenguthaben muss ein Leben lang reichen

Der Knochenstoffwechsel des gesunden Menschen steht in einem fein ausbalancierten Gleichgewicht zwischen Knochenaufbau und Knochenabbau. Beim Kind und beim Jugendlichen überwiegt der Knochenaufbau: Kalzium wird in die Knochensubstanz eingelagert, der Knochen wächst und wird stärker. In dieser Zeit legt der Körper ein »Knochenguthaben« an, von dem er später zehren muss. Etwa bis zum 30. Lebensjahr halten sich dann Knochenaufbau und -abbau die Waage, anschließend gewinnt ganz allmählich der Knochenabbau die Oberhand.

Frauen sind besonders häufig betroffen

Risiko Wechseljahre

Während bei Männern die geringe Differenz zwischen Aufbau und Abbau über Jahrzehnte erhalten bleibt, bahnt sich bei Frauen in den Wechseljahren eine dramatische Wende an: Durch den zunehmenden Mangel an Geschlechtshormonen, vor allem an Östrogen, wird in den ersten zehn Jahren nach dem Ende der Periodenblutung rasant Knochenmasse abgebaut. Ob dieser Verlust an Knochenmasse in einem Bereich bleibt, der für die Frau kein Gesundheitsrisiko birgt, oder sich bis zur Krankheit Osteoporose steigert, hängt von mehreren Faktoren ab. Einer davon ist die Veranlagung, an der sich natürlich nichts ändern lässt. Ein zweiter Faktor ist die Höhe des Knochenguthabens, das in der Jugend entstanden ist. Wer als Kind reichlich Milchprodukte verzehrt, sich viel bewegt und auf ein Übermaß an phosphathaltigen Nahrungsmitteln und Getränken wie Limonaden verzichtet hat, der konnte in der Regel ein hohes Guthaben ansparen. Selbst bei deutlichem Knochenabbau reicht der Rest dann noch aus, um eine weitgehende Bruchfestigkeit der Knochen zu gewährleisten.

Risikofaktor Büroleben

Kalziummangel

Ein weiterer Grund für einen Ausbruch der Osteoporose ist der Lebensstil, den man als Erwachsener pflegt. Wenig Bewegung, reichlich Koffein, Alkohol und Zigaretten – die typischen Bürolaster – nagen am Knochenkonto. Wenn dem Körper zudem durch die Ernährung nicht genug Kalzium zugeführt wird, etwa durch

Die kritische Überprüfung der Ernährung bringt vor allem bei vielen Frauen, die im Büro arbeiten, einen Kalziummangel ans Licht. Neben Kalzium spielt auch noch Vitamin D eine entscheidende Rolle für den Knochenstoffwechsel. Die aktive Form von Vitamin D entsteht in der Haut. Dafür ist jedoch ultraviolette Strahlung erforderlich – bei Stubenhockern kann es also auch leicht zu einem Vitamin-D-Mangel kommen.

Vitaminmangel

Milch, Quark oder Hartkäse, steht dieser Stoff nicht ausreichend zum Einbau in die Knochen zur Verfügung. Bestimmte Konservierungsstoffe wie Phosphat bremsen zudem die Aufnahme von Kalzium in den Körper. Wer also viele Fertiggerichte verzehrt, Cola und Limonaden trinkt, benötigt mehr als die sonst empfohlenen 1000 Milligramm Kalzium pro Tag.

Doch nicht nur Frauen jenseits der 50 sind gefährdet, an Osteoporose zu erkranken – Männer kann es ebenfalls treffen. Da bei ihnen der Knochenabbau langsamer vonstatten geht, sind sie meist älter, wenn der erste Knochen bricht. Und auch junge Frauen können in sehr kurzer Zeit an schwerer Osteoporose erkranken, wenn eine Schwangerschaft zur rapiden Knochenentkalkung führt und dies nicht rechtzeitig erkannt wird.

Knochenentkalkung in der Schwangerschaft

Ein besonders hohes Risiko, an Osteoporosezu erkranken, tragen Menschen, die zum Beispiel wegen Asthma oder chronischen Gelenkentzündungen langfristig Kortisonpräparate einnehmen müssen. Das Hormon Kortison fördert den Knochenabbau. Wenn Kortison über das normale im Körper vorhandene Maß zugeführt werden muss, gewinnt es die Oberhand über knochenschützende Hormone wie Kalzitonin oder die Geschlechtshormone.

Kortison

Wie hoch ist Ihr Osteoporoserisiko?

Was kann man tun, um sich vor Osteoporose zu schützen? An erster Stelle steht die beschriebene knochenfreundliche Lebensweise, die nebenbei auch Herz und Kreislauf gut tut. Um das individuelle Osteoporoserisiko abzuschätzen, sollte man sich zunächst in der eigenen Familie umsehen. Hat die Mutter oder Großmutter einen durch Knochenschwund bedingten Bruch erlitten, etwa an Wirbelkörpern, am Oberschenkelhals oder auch am Unterarm? Hat sich die Form ihres Rückens im Alter stark verändert? Und wie sieht es mit dem eigenen Lebensstil aus? Gibt es viele kalkraubende Faktoren, wie sie oben angeführt sind? Sind Sie in den letzten Jahren merklich kleiner geworden? Treten häufig Rückenschmerzen auf? Hatten Sie einen Knochenbruch, dem kein eindeutiger Anlass vorausging?

Einflussfaktor Lebensstil

Wenn Sie eine oder mehrere dieser Fragen mit Ja beantworten können und um die 50 oder mehr Jahre alt sind, sollten Sie zur Sicherheit eine Knochendichtemessung durchführen lassen. Bei dieser Untersuchung, die auch Orthopäden und Radiologen vor-

Knochendichtemessung

nehmen, wird die Dichte und damit der Mineralgehalt des Knochens an bestimmten Körperstellen gemessen. Ein einzelner Messwert sagt allerdings nicht allzu viel aus, wenn er nicht sehr weit unterhalb der Norm liegt. Entscheidend ist, wie sich die Messwerte über die Zeit verändern.

Knochendichtemessungen helfen bei der Früherkennung

Die Knochendichtemessung kann mit verschiedenen Verfahren vorgenommen werden, unter denen heute die duale Röntgenabsorptiometrie (DXA) als das anerkannteste gilt. Während die Osteoporose früher erst als ausgebrochen galt, wenn sich der erste Knochenbruch ereignet hatte, sprechen die Ärzte heute inzwischen bereits davon, wenn der gemessene Knochendichtewert um ein bestimmtes Maß unterhalb der Mittelwerte für gesunde Gleichaltrige und für junge gesunde Menschen liegt. Diese frühe Diagnose der Osteoporose ist sinnvoll, denn schließlich sollen die Knochenbrüche und die daraus entstehenden Beschwerden ja verhindert werden – genau das ist das Ziel jeder Osteoporosebehandlung. Leider sehen das die gesetzlichen Krankenkassen nicht so und bezahlen die Knochendichtemessung erst dann, wenn eine Fraktur eingetreten ist.

Vorbeugung und Behandlungsmöglichkeiten

Wenn es zu einem Knochenbruch gekommen ist, kann – und muss! – die Osteoporose spätestens behandelt werden. Verschiedene Medikamente bremsen entweder den weiteren Verlust von Knochenmasse, lindern die Schmerzen nach Knochenbrüchen oder bewirken sogar, dass neue Knochenmasse aufgebaut wird. Physiotherapie, vor allem eine angemessene Krankengymnastik, gehören ebenso zu jeder Osteoporosebehandlung wie die Einnahme von Kalzium.

Hormontherapie

Eine Sonderrolle nimmt die vorbeugende Behandlung mit Geschlechtshormonen ein, die Frauen in und nach den Wechseljahren angeboten wird. Östrogene entfalten eine ganze Palette von gesundheitsfördernden Wirkungen auf Frauen in dieser Lebensphase. Um einen wirksamen Schutz vor Osteoporose zu bieten, müssen die Geschlechtshormone allerdings über einen langen Zeitraum eingenommen werden. Wer sie bereits nach wenigen Jahren wieder absetzt, bringt sich um den Knochenschutz. Da viele Frauen nach den Wechseljahren aber keine Monatsblutungen mehr akzeptieren, wie sie mit der Einnahme der klassischen Östrogene verbunden sind, wurden neue Substanzen entwickelt. Diese so genannten selektiven Estrogen-Rezeptor-Modulatoren (SERMs) wirken an den Knochen wie Östrogene, nicht jedoch an der Brust und der Gebärmutterschleimhaut. Sie können also eine sinnvolle Alternative ein. Gegen Wechseljahresbeschwerden helfen SERMs allerdings nicht.

SERMs

Am Schreibtisch auf Sparflamme: Herz und Kreislauf

Morgens von der Wohnung ins Auto – oder wenigstens ein paar Schritte bis zum Bus oder zur S-Bahn? Von dort direkt ins Büro, natürlich per Aufzug. Wer geht schon zu Fuß in den fünften Stock? Hinsetzen, den PC einschalten. Mittags kurz aufstehen, um in die Kantine zu gehen, wieder per Aufzug. Der Nachmittag vergeht im Sitzen, der Heimweg gestaltet sich wie der Weg zur Arbeit – bis auf die kurze Runde im Supermarkt. Der Abend findet zwischen Esstisch und Fernsehapparat statt, von dort bis ins Bad und dann ins Schlafzimmer sind es auch nur wenige Schritte. Zu-Fuß-Gehen oder gar Laufen findet bei diesem Tagesablauf nicht statt, die Bewegung ist auf ein Minimum reduziert.

Noch vor wenigen Jahren ging eine Hausfrau über zehn Kilometer am Tag – zum Einkaufen, treppauf und treppab im Haus, bei der Arbeit im Garten und beim Spiel mit den Kindern. Heute kommen viele Berufstätige gerade mal auf einen Kilometer – alle Schritte am ganzen Tag zusammengerechnet.

Kreislauf nicht mehr belastbar

Für eine derart geringe Belastung ist der menschliche Kreislauf jedoch nicht gemacht. Das Herz pumpt den ganzen Tag auf Sparflamme. Wenn es schneller schlägt, steckt ungesunder psychischer Stress statt positiv wirkende körperliche Belastung dahinter. Das Kreislaufsystem verliert bei einem so gleichförmigen Belastungsprofil die Fähigkeit, sich an unterschiedliche Anforderungen anzupassen. Wenn dann eine körperliche Belastung notwendig wird – sei es, dass der Aufzug ausgefallen ist oder man in letzter Minute einen Zug erreichen muss – schlägt das Herz rasend schnell, und die Luft wird knapp. Reserven gibt es nicht. Und das bleibt nicht das einzige Problem.

Niedriger Blutdruck: da macht der Kreislauf schlapp

Ein schlapper Kreislauf kann in zweierlei Richtung Beschwerden verursachen. Ist der Blutdruck zu niedrig, fällt morgens das Aufstehen schwer. Schwindel, Schlappheit, die Unfähigkeit, längere Zeit zu stehen, und Kopfschmerzen können Anzeichen eines zu niedrigen Blutdrucks sein. Er kommt vor allem bei jüngeren Frauen häufig vor. Durch morgendliche Wechselduschen und Ausdauertraining lässt sich niedriger Blutdruck aber sehr gut stabilisieren. Wer dreimal pro Woche joggt oder zügig Fahrrad fährt, hat meist schon nach einigen Wochen keine Kreislaufprobleme am Morgen mehr. Auch viele Fitnessstudios bieten Ausdauertraining an.

Morgendliche Wechselduschen helfen

Saunagänge sind ebenfalls gut geeignet, sofern sie vertragen werden und der Blutdruck nicht zu niedrig ist. Anfänger sollten es langsam angehen, sich auf die unterste Bank setzen und den Schwitzraum nach wenigen Minuten verlassen. Die anschließende Abkühlung ist bei niedrigem Blutdruck besonders wichtig, auch wenn sie Überwindung kostet. Im Büro eignet sich neben kleinen Gymnastikübungen beispielsweise auch Treppensteigen, um den Kreislauf in Schwung zu bringen.

Bluthochdruck und Arteriosklerose

Das zweite Problem eines untrainierten Kreislaufs ist seine gesteigerte Anfälligkeit für Bluthochdruck und Arteriosklerose – vor allem in Verbindung mit Übergewicht. Stress und seelische Belastungen aller Art lassen die Blutgefäße enger werden, was den Blutdruck kurzfristig in die Höhe treibt. Das ist eine unbeeinflussbar ablaufende Reaktion, die noch aus der Zeit stammt, als der Urmensch vor wilden Tieren flüchten musste. Stand er plötz-

Ursachen für Bluthochdruck

Wenn Ihr Blutdruck bei verschiedenen Messungen mehrfach über über 120/80 mm Hg gelegen hat, sollten Sie mit einem Arzt besprechen, was sie dagegen unternehmen können. Im Unterschied zu früheren Zeiten gilt heute bereits ein dauerhaft über 140/90 mm Hg liegender Messwert als behandlungsbedürftig.

Achtung!

lich einem Bären gegenüber, so rief dieser Anblick eine heftige Stressreaktion hervor, bei der die Hormone Adrenalin und Kortison freigesetzt wurden. Pulsschlag und Blutdruck stiegen in Sekundenbruchteilen an, die gesamte Muskulatur wurde gut durchblutet. Energiereserven wurden freigesetzt und als Zucker oder Fette ins Blut abgegeben. Gleichzeitig stieg die Gerinnungsfähigkeit des Blutes an, um dem Menschen bei einer Verletzung eine bessere Überlebenschance zu bieten. Der Urmensch war jetzt optimal auf eine Flucht oder einen Angriff vorbereitet.

Gefährliche Stresshormone

Heute steht statt des Bären der Chef vor Ihnen oder der Computer streikt oder Sie stecken eingezwängt im Stau. Weder Flucht noch Angriff sind möglich – und damit fehlt die Gelegenheit, den Stress körperlich abzubauen. Die ursprünglich sinnvolle Stressreaktion des Körpers wird jetzt zur Gefahr, denn die Stresshormone bleiben längere Zeit im Körper aktiv. Wenn sich diese Belastungssituationen wiederholen, steigt bei vielen Menschen der Blutdruck dauerhaft an. Hoher Blutdruck wiederum ist aber einer der wichtigsten Risikofaktoren für Herzinfarkt und Schlaganfall. Beide Erkrankungen treffen heute keineswegs mehr nur alte Männer. Durch die Addition mehrerer Risikofaktoren, wie Übergewicht, Fettstoffwechselstörungen, Rauchen oder die Einnahme der Pille, erhöht sich die Gerinnungsneigung des Blutes. Daher geraten auch schon junge Frauen in Gefahr.

Risiko für Herzinfarkt und Schlaganfall

Regelmäßiger Sport schützt

Durch Ausdauertraining, das Sie mit geringer Belastungsintensität beginnen, können Sie viel für die Regulation des Blutdrucks tun. Um einen Effekt zu erzielen, sollten Sie mindestens dreimal pro Woche trainieren. Drei- bis fünfmal pro Woche zehn bis 15 Minuten Ausdauerbelastung durch Walken, Joggen, Radfahren oder Schwimmen wirken sich auf den Kreislauf wesentlich günstiger aus als das ein- oder gar mehrstündige Training einmal in der Woche.

Immer nur sitzen – da geht man in die Breite

Diabetes

Abgesehen davon, dass Übergewicht dem Erscheinungsbild schadet und eine XXL-Figur dem Selbstbewußtsein nicht gerade gut tut, erhöht es langfristig das Gesundheitsrisiko. So gilt Übergewicht als einer der wichtigsten Risikofaktoren für die Entstehung eines Typ-II-Diabetes. Diese Erkrankung, die früher als Alterszuk-

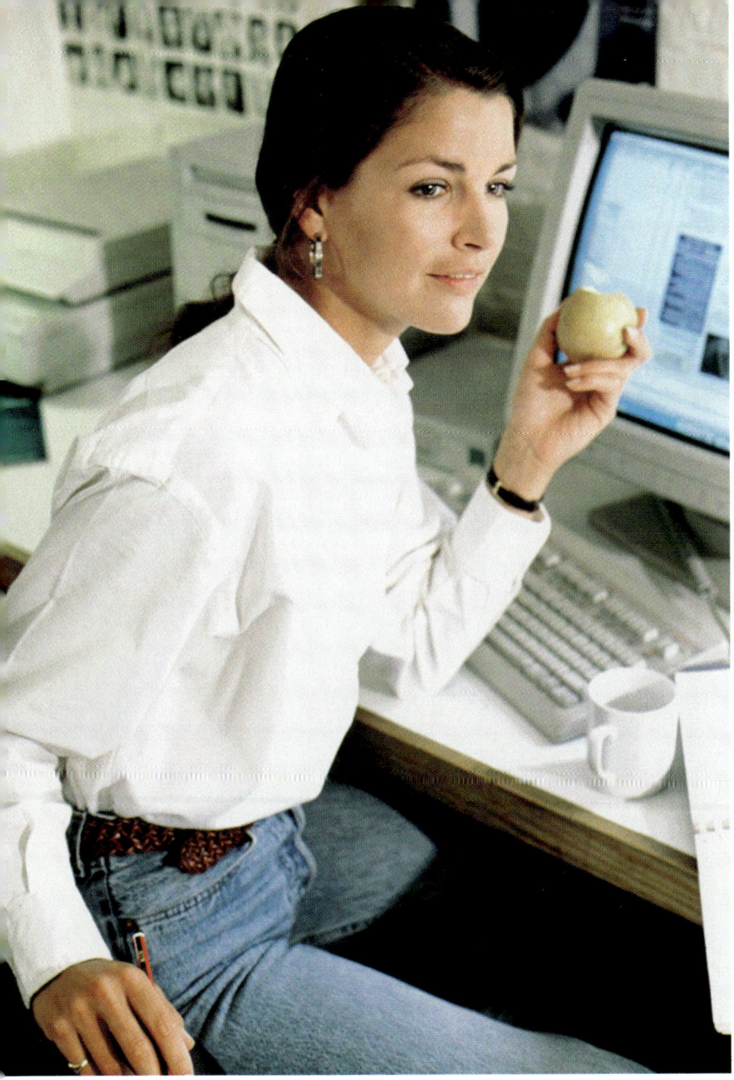

ker bezeichnet und oft nicht ganz ernst genommen wurde, bricht heute zunehmend schon bei Männern und Frauen um die 30 Jahre aus. Sogar Kinder können betroffen sein. Ursache ist die Unfähigkeit der Körperzellen, den im Blut kreisenden Zucker in ihr Inneres aufzunehmen. Sie verstehen das durch das Hormon Insulin vermittelte Signal nicht mehr, das sie zur Aufnahme des Zuckers auffordert. Der Typ-II-Diabetes geht bei der überwiegenden Mehrzahl der Betroffenen mit Übergewicht einher. Manchmal reicht bereits eine Gewichtsabnahme aus, um ihn abzumildern oder vorübergehend zum Verschwinden zu bringen. Gewichtskontrolle ist daher die beste Vorbeugung gegen Diabetes.

Fettreiche Ernährung – ein wichtiger Faktor bei Übergewicht

Ein weiterer Aspekt des Übergewichts ist die damit in der Regel verbundene zu fettreiche Ernährung. Die Deutsche Gesellschaft für Ernährung empfiehlt im Einklang mit vielen medizinischen Fachgesellschaften, maximal 60 Gramm Fett pro Tag zu verzehren. Die tatsächliche Fettaufnahme liegt in Deutschland jedoch bei der zweieinhalbfachen Menge, nämlich bei 150 Gramm pro Tag. Diese in der Nahrung enthaltenen, oft versteckten tierischen Fette können vom Körper nicht verbrannt werden, wenn sie im Übermaß aufgenommen werden. Bei vielen Menschen kommt zum übermäßigen Fettverzehr eine erbliche Veranlagung für eine Fettstoffwechselstörung hinzu. Treffen diese beiden Faktoren aufeinander, so entstehen überhöhte Cholesterin- und Triglyzeridwerte im Blut, die eine wichtige Rolle bei der Entstehung von Herzinfarkt und anderen Gefäßerkrankungen spielen. Mit speziellen Diätempfehlungen, die auf eine Kontrolle der Fettaufnahme abzielen, versuchen inzwischen Experten von der Deutschen Gesellschaft für Ernährung das Augenmerk auf den Fettstoffwechsel zu lenken. So wurde vor einigen Jahren gemeinsam mit der AOK die Fettaugen-Diät entwickelt, bei der eine bestimmte Anzahl von »Fettpunkten« pro Tag nicht überschritten werden soll.

Im Büro fällt es allerdings schwer, nicht zuzunehmen oder zumindest sein Gewicht zu halten. Wenig Bewegung und ständige Verlockungen in Form von gesüßten Getränken, Süßigkeiten, zu üppigem Mittagessen oder fetten Snacks lassen den Zeiger der Waage rasch nach rechts rutschen. Dagegen hilft nur zweifaches Vorgehen: gleichzeitig den Energieverbrauch durch möglichst viel Bewegung erhöhen und die Kalorienaufnahme senken. Statt des warmen Mittagessens oder des fetten Döners einen Salat, statt süßer Fruchtsäfte oder Cola lieber Mineralwasser mit Apfelsaft oder – notfalls – Cola light und statt der Knabbereien zwischendurch lieber ein paar Möhren oder einen Apfel essen.

Auch hier hilft eine Empfehlung der Deutschen Gesellschaft für Ernährung: Fünf Portionen Obst und Gemüse sollte man pro Tag zu sich nehmen, um die Versorgung mit Vitaminen sicherzustellen. Wer diese fünf Portionen über den Tag verteilt und als Ersatz für süße oder fette Snacks einsetzt, kann mit diesem einfachen Prinzip ohne komplizierte Diätvorschriften eine Menge für die Gesundheit tun und langfristig sein Gewicht reduzieren.

Auch der Darm braucht Bewegung: Hämorrhoiden und Verstopfung

Mit Austausch von Süßem und Fettem durch Obst und Salat tut man gleich noch etwas gegen ein weiteres hartnäckiges Problem vieler »Sitzberufler«: die Verstopfung. Um gut funktionieren zu können, braucht der Darm dreierlei: äußere Bewegung, also körperliche Aktivität, Anregung zur eigenen Bewegung durch ballaststoffreiche Nahrung und die Möglichkeit zur Entleerung bei Bedarf.

Alle drei Faktoren kommen bei vielen Berufstätigen zu kurz. An der körperlichen Aktivität mangelt es meistens, ballaststoffreiche Ernährung ist mit Kantinenkost und Fastfood-Produkten nur schwer umzusetzen. Zudem nehmen vor allem Frauen bewusst wenige Ballaststoffe auf, weil sie die damit einhergehende Gasentstehung im Darm und den dadurch gelegentlich etwas aufgetriebenen Leib nicht akzeptieren.

Selbstverständlich blähen bestimmte Obst- und Gemüsesorten. Aber erstens muss man ja nicht gerade täglich Hülsenfrüchte essen und zweitens gibt es genügend nicht oder wenig blähende pflanzliche Nahrungsmittel, mit denen man diesen Erscheinungen größtenteils aus dem Weg gehen kann. Obst und Gemüse verträgt man außerdem umso besser, je mehr man davon verzehrt – der Darm gewöhnt sich an die höheren Fasermengen. Die Unterstützung der Ballaststoffaufnahme durch Weizenkleie trägt ebenfalls zur Verbesserung der Verdauung bei.

Ein weiterer wichtiger Faktor für die regelmäßige Verdauung ist die ausreichende Flüssigkeitsaufnahme. Wer wenig trinkt, hat häufiger unter Verstopfung und hartem Stuhl zu leiden als jemand, der es täglich auf eine Trinkmenge von zwei Litern bringt.

Stress und Hetze vermeiden

Der dritte Punkt, der zu einer funktionierende Verdauung erheblich beiträgt, ist die Chance zur Darmentleerung. Wer morgens in letzter Minute aufsteht, ohne Frühstück zur Arbeit hetzt und sich den ganzen Tag gejagt fühlt, verspürt bald keinen Drang mehr, auf die Toilette zu gehen – und wenn sich der Drang bemerkbar macht, kommt er meist ganz ungelegen und wird unterdrückt. Dies ist der sicherste Weg in die chronische Verstopfung, denn der Darm ist empfindlich hinsichtlich der äußeren Bedingungen.

Doch glücklicherweise lässt sich der Darm erziehen. Wählen Sie einen Zeitpunkt aus, der sich im Tagesablauf für den Toilettengang eignet, und nehmen Sie sich Zeit dafür. Am Anfang wird »es« öfter nicht klappen. Verlieren Sie die Ruhe nicht und versuchen Sie es am nächsten Tag wieder. Wenn sich zwischendurch Drang einstellt, gehen Sie zur Toilette – auch wenn es gerade nicht so gut passt. Ballaststoffreiche Kost, ein Glas lauwarmes Wasser morgens auf nüchternen Magen oder eine erste Tasse Kaffee ganz in Ruhe helfen vielen Menschen mit Verdauungsproblemen. Raucher schwören häufig auf die Wirkung ihrer ersten morgendlichen Zigarette – aber wegen Verstopfung mit dem Rauchen zu beginnen, ist wohl nicht der richtige Weg. Genauso wenig sollte die Einnahme eines Abführmittels zum täglichen Programm gehören. Manchmal führen Schmerzen beim Toilettengang dazu, dass man sich den Stuhlgang möglichst lange verkneift. Diese Schmerzen stammen meistens von Analfissuren – kleinen Einrissen an der Schleimhaut des Afters – oder von Hämorrhoiden. Hämorrhoiden kommen bei Menschen mit sitzenden Berufen gehäuft vor.

Vorsicht vor Abführmitteln

Wenn Sie Schmerzen beim Stuhlabgang verspüren oder Blut am Toilettenpapier entdecken, sollten Sie einen Arzt aufsuchen. Er kann die genaue Ursache feststellen und entscheiden, welche Behandlung Ihnen am besten hilft. In einigen Fällen ist auch eine ausgedehntere Untersuchung des End- und Dickdarms notwendig, um schwerere Erkrankungen auszuschließen.

Füße hoch statt Beine nach unten: Venenbeschwerden

Geschwollene Knöchel, dicke Beine, die brennen, kribbeln oder sich schwer wie Blei anfühlen: Dies kennen nicht nur Verkäuferinnen, sondern auch viele Menschen, die den ganzen Tag im Sitzen arbeiten. Ursache ist das Abschnüren des Blutrückstroms zum Herzen. Das geschieht zum Beispiel durch das Sitzen mit übergeschlagenen Beinen, durch enge Strumpfränder, durch Hosen, die beim Sitzen in der Leiste einschnüren, durch Schaftstiefel und durch Bewegungsmangel. Beim zügigen Gehen, Laufen, Fahrradfahren oder Schwimmen sorgt die Aktivität der Wadenmuskeln dafür, dass die Venen im Unterschenkel rhythmisch zusammengepresst werden. Diese so genannte Wadenpumpe befördert das Blut

Unterbrochener Blutrückstrom

gegen die Schwerkraft zurück Richtung Herz. Wer den ganzen Tag nur sitzt, verzichtet auf die Unterstützung der Wadenpumpe.
Viele Menschen haben zudem eine Veranlagung zu schwachem Bindegewebe. Bei ihnen weiten sich die Beinvenen durch den Stauungsdruck aus, und die Venenklappen, die eigentlich den Rückfluss verhindern sollen, schließen nicht mehr dicht. Das Blut versackt im Unterschenkel, und durch den ständig erhöhten Druck entstehen Stauungsbeschwerden und Krampfadern. An der Veranlagung zu schwachen Venen lässt sich zwar nichts ändern, gegen die Beschwerden helfen aber verschiedene Maßnahmen. Zunächst sollte man auf alle Kleidungsstücke verzichten, die am Bein oder in der Leiste einschnüren. Um den Blutrückfluss zu fördern, ist gelegentliches Hochlegen der Füße sehr hilfreich. Das lässt sich zwar im Büro oft nicht verwirklichen, aber vielleicht zu Hause. Schon fünf Minuten sind nützlich. In begrenztem Umfang lässt sich das Zusammenziehen der Blutgefäße auch trainieren, zum Beispiel durch Wechselduschen. Von längerer Erwärmung, wie sie in der Sauna oder beim Sonnenbaden eintritt, ist vor allem dann abzuraten, wenn sich bereits Krampfadern gebildet haben.

Geweitete Beinvenen und Krampfadern

Blutgefäße trainieren

Ein wichtiger Faktor ist die Aktivierung der Muskelpumpe durch regelmäßiges Training der Beinmuskulatur. Joggen, Walken, Radfahren, Schwimmen oder Inlineskaten bringen den Kreislauf auch in den Beinen auf Trab. Im Büro kann man durch Treppensteigen, Fußkreisen und abwechselndes Strecken und Hochziehen der Füße zwischendurch eine Entstauungspause einlegen.

Zu viel Schonung kann auch schaden: Hüfte und Knie

Hüft- und Kniebeschwerden entstehen bei Sportlern oder Schwerarbeitern durch Überlastung der Gelenke. Doch auch zu wenig Aktivität und zu viel Sitzen kann zu Gelenkbeschwerden führen, vor allem, wenn bereits ein Vorschaden am Gelenk besteht. Denn die Knorpelflächen, auf denen das Gelenk gleitet, werden nur bei Bewegung ausreichend ernährt. Die Gelenkknorpel sind darauf angwiesen, dass sie über die Gelenkflüssigkeit mit Sauerstoff und Nährstoffen versorgt werden, da sie über keine eigenen Blutgefäße verfügen. Dies kann nur geschehen, indem diese Flüssigkeit die Gleitflächen ausreichend umspült – und das wiederum ist nur der Fall, wenn das Gelenk bewegt wird.

Gelenke brauchen Bewegung

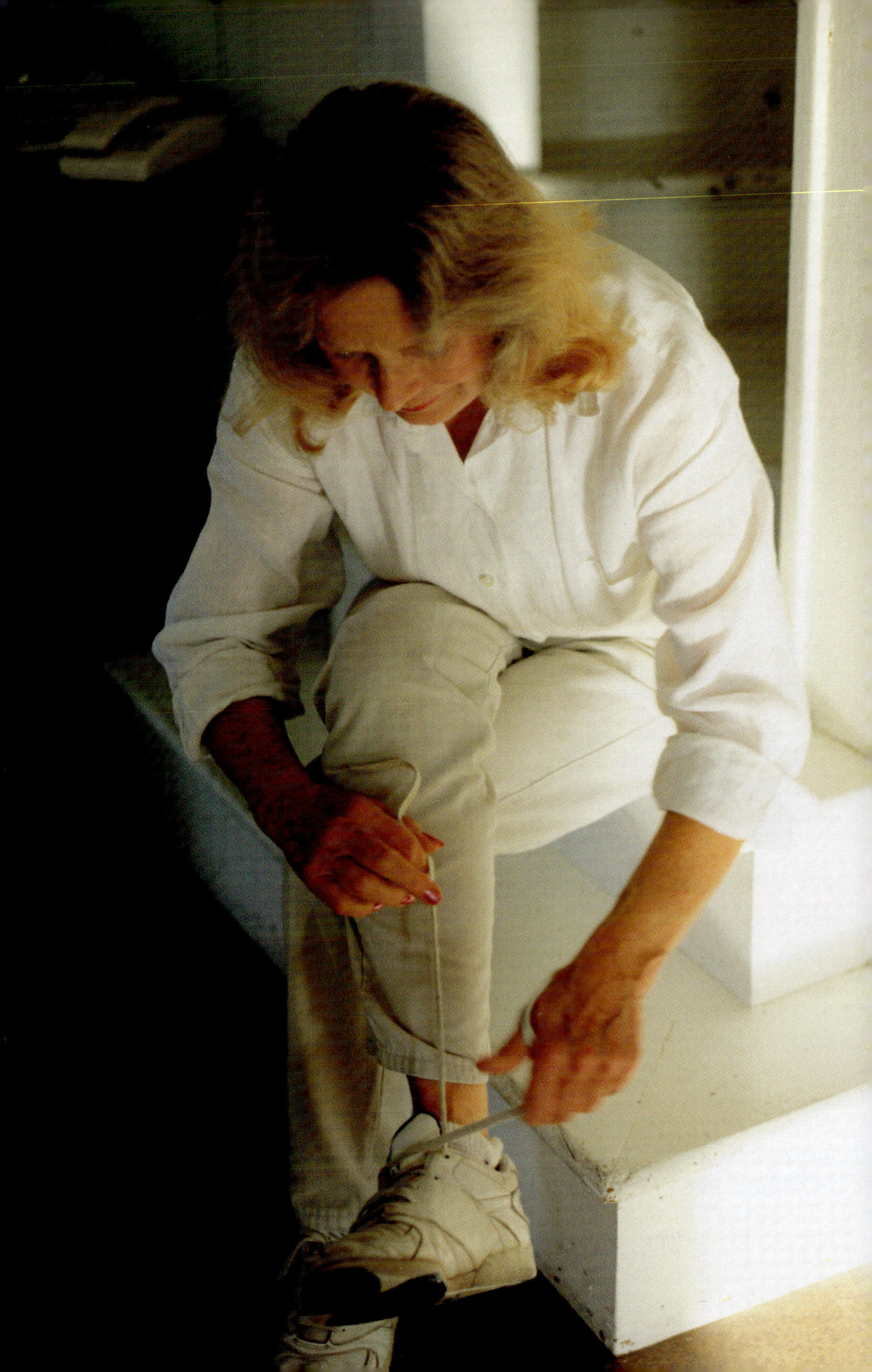

Gar nicht gut für die Gesundheit: unbequeme Schuhe

Zur Vorbeugung von Venenproblemen und Gelenkbeschwerden gehört auch die Auswahl der richtigen Schuhe. Enge Pumps mit hohen Absätzen zwängen den Fuß ein und bringen ihn in eine Stellung, die für die Knie- und Hüftgelenke ungünstig ist. Außerdem wird durch hohe Absätze die Muskelpumpe in der Wade außer Funktion gesetzt. Selbst wenn man also ein paar Meter geht, bringt es für den Blutrückstrom aus dem Unterschenkel nichts. Auch schwere Plateausohlen sind der Fußgesundheit nicht gerade dienlich. Ihr Gewicht zieht am Knie- und am Fußgelenk, was relativ rasch zu Beschwerden führen kann. Ob die Absätze zu hoch sind oder der Schuh insgesamt zu eng, ob er Plateausohlen hat oder Riemchen, die unangenehm reiben – alle unbequemen Schuhe verleiten dazu, so wenig wie möglich zu gehen. Und genau das ist bei einem Computerjob das schlechteste, was man für die Gesundheit tun kann. Auch wenn manche Frau es spießig finden mag: Die Idee, mit schicken Pumps Kundentermine zu absolvieren und für den kleinen Spaziergang in der Mittagspause und die Arbeit am Schreibtisch ein paar bequeme Treter bereitzuhalten, ist sicher gut.

Kaffeetasse und Aschenbecher: Ihre wichtigsten Büroutensilien?

Auf welches Büroutensil könnten Sie am wenigsten verzichten? Bei dieser Frage landet die Kaffeetasse überlegen auf Platz eins, gefolgt vom Aschenbecher. Kaffee ist das am weitesten verbreitete Bürogetränk, noch vor Wasser. Eine Tasse Kaffee riecht gut, macht munter, die Zubereitung oder das Holen bietet die Chance für eine kurze Pause und für einen kurzen Plausch mit den Kollegen – der Kaffee sollte aus vielen Gründen keineswegs aus den Büros verbannt werden. Allzu viel Kaffee kann freilich den Flüssigkeitshaushalt des Körpers durcheinander bringen, denn er wirkt harntreibend. Wer Kaffee trinkt, scheidet anschließend mehr Flüssigkeit aus, als er durch den Kaffee zu sich genommen hat. Wenn man die täglich aufgenommene Trinkmenge berechnet, darf der Kaffee daher nicht mitgerechnet werden. In der trockenen Büroluft sollte man pro Tag mindestens zwei Liter Flüssigkeit in Form von Wasser, Apfelsaftschorle oder Kräutertees zu sich nehmen – wer viel Kaffee trinkt, kann diese Menge sogar noch aufstocken.

Kaffee stört den Flüssigkeitshaushalt

Der blaue Dunst im Büro

Zu jeder Tasse Kaffee gehört mindestens eine Zigarette – Bei vielen Rauchern gibt es eine enge Verbindung zwischen Kaffee und Zigaretten. Wer also seinen Tabakkonsum einschränken oder sich das Rauchen ganz abgewöhnen möchte, tut gut daran, auch das Kaffeetrinken zu reduzieren.
Während bei den Männern die Raucherrate allmählich zurückgeht, steigt bei jungen Frauen der Zigarettenverbrauch weiterhin an. Bei den Einsteigern halten sich inzwischen rauchende Jungen und Mädchen die Waage.

Rauchen: besonders für Frauen ein fatales Laster

Vor allem in Kombination mit der Pille ist Rauchen für Frauen fatal. Wer über 35 Jahre alt ist und raucht, bekommt daher vom Frauenarzt in der Regel die Pille gar nicht mehr verschrieben. Rauchen, Bewegungsmangel, Übergewicht – so sind Frauen auf dem besten Weg, den natürlichen Vorteil, den sie durch ihre Hormone gegenüber den Männern aufweisen, zu verspielen. Die Herzinfarktrate steigt bei jüngeren Frauen an, die Deutsche Krebsgesellschaft schlägt Alarm: Auch der Lungenkrebs nimmt bei Frauen zu, weil jetzt die erste Raucherinnen-Generation in das entsprechende Alter kommt. 1999 war bereits jeder vierte Patient, der in Deutschland neu an Lungenkrebs erkrankt ist, eine Frau. In etwa 80 Prozent der Fälle ist Rauchen die Hauptursache für diese Erkrankung.

Wie schafft man es aufzuhören?

Befragt man Raucher, so werden die vielfältigen Funktionen der Zigarette deutlich: Die Zigarette entspannt, bietet ein Ventil in Stresssituationen, macht durch ihre kreislaufanregende Wirkung munter; sie dämpft den Hunger, trägt so zur Gewichtskontrolle bei und unterstützt die Verdauung. Daneben erfüllt die Zigarettenpause in vielen Unternehmen eine wichtige Funktion für die Kommunikation der Mitarbeiter. Kein Wunder, dass es sehr schwierig ist, auf diese Stütze zu verzichten. Wer ernsthaft versucht, das Rauchen aufzugeben, wird im ersten Anlauf oft enttäuscht. Allein mit Willenskraft und ohne jegliches Hilfsmittel schaffen es nur etwa drei Prozent der entwöhnungswilligen Raucher, dauerhaft ohne Zigaretten auszukommen.

Ohne Hilfsmittel schaffen nur drei Prozent den Absprung

Glücklicherweise stehen inzwischen mehrere Verfahren zur Verfügung, die den Raucher bei der Tabakentwöhnung unterstützen. Am weitesten verbreitet sind die Nikotinersatzprodukte. Ihr Name ist eigentlich irreführend, denn sie enthalten keinen Ersatzstoff für Nikotin, sondern die Substanz selbst. Das körperlich weitgehend unschädliche Nikotin gilt unter den 3000 Inhaltsstoffen der Zigarette als derjenige, der die Abhängigkeit auslöst und unterhält. Wenn die Nikotinaufnahme nicht mehr über den Griff zur Zigarette erfolgt, hat der Raucher die Chance, sich ohne Entzugserscheinungen von seiner Gewohnheit zu befreien. Ist ihm dies gelungen, kann die Nikotindosis allmählich reduziert und schließlich komplett abgesetzt werden. Nikotinersatzprodukte stehen als Kaugummi, Hautpflaster und Nasenspray zur Verfügung. Je nach Rauchertypus und Stärke der Nikotinabhängigkeit wird das passende Produkt ausgewählt.

Allmähliche Reduktion der Nikotindosis

Als weiteres Hilfsmittel zur Tabakentwöhnung ist das rezeptpflichtige Medikament Bupropion zugelassen, das ursprünglich als Antidepressivum entwickelt wurde. Es soll das Verlangen nach der Zigarette dämpfen. Soweit die bisher vorliegenden Studien eine Aussage zulassen, scheinen Nikotinersatz und Bupropion etwa gleich wirksam zu sein, eventuell mit leichten Vorteilen für den Nikotinersatz. Durch die Anwendung lässt sich die Erfolgschance der Entwöhnung verdreifachen. Die besten Ergebnisse erzielt eine Kombination aus Nikotinersatz oder Bupropion und Verhaltenstherapie; hier wird über Erfolgsraten von immerhin 30 Prozent berichtet. Das bedeutet aber auch, dass zwei von drei Entwöhnungswilligen nach einem Jahr trotz Behandlung wieder rauchen.

Wer also die Erfahrung gemacht hat, trotz bester Vorsätze und großer Willenskraft die Abstinenz nicht durchgehalten zu haben, sollte sich nicht als Versager betrachten und jeden weiteren Versuch aufgeben. Die meisten erfolgreich entwöhnten Exraucher haben mehrere Anläufe gebraucht. Und mit jedem Fehlschlag steigt die Chance, dass man es beim nächsten Mal schafft.

Wem das Ziel, völlig auf die Zigaretten zu verzichten, unerreichbar erscheint, der kann es zunächst mit einer Verringerung des täglichen Zigarettenkonsums versuchen. Die allmähliche Reduktion wurde bis vor kurzem von den Entwöhnungsexperten rundweg abgelehnt – in Anlehnung an die klassische Suchttherapie, bei der nach wie vor das »Alles-oder-nichts«-Gesetz gilt. Vor allem die Nikotinkaugummis eignen sich sehr gut zur schleichenden Verringerung der Menge gerauchter Zigaretten. Bei jeder einzelnen Zigarette hat der Raucher die Option, sich gegen diese Zigarette und für ein Kaugummi zu entscheiden. Aus dem absoluten Verzicht wird ein sportlicher Wettkampf. Wer sich also gegen den täglichen Qualm entscheidet, findet heute eine Palette von Hilfsmitteln, die ihn bei seinem Vorhaben unterstützen.

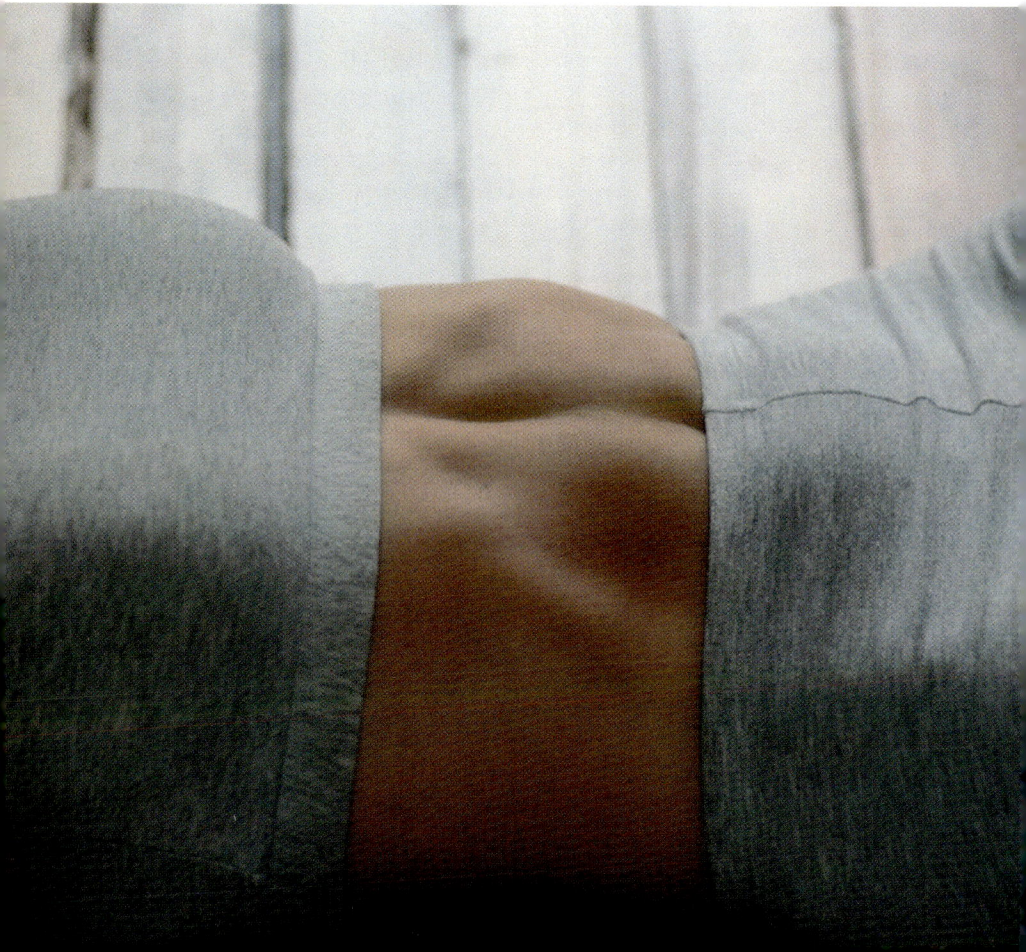

Literatur

Augentraining

Uschi Obermeier-Sitkowski: Augentraining am Computer. Ehrenwirth 2002.

Rückenschule

Haak, Klaus: Die neue Rückenschule. Falken Verlag 1998.
Kempf, Hans-Dieter: Jetzt sitzen Sie richtig. Die Rückenschule gegen Schmerzen und Verspannungen. Rowohlt Verlag 1997.
Kempf, Hans-Dieter: Die Rückenschule. Das ganzheitliche Programm für einen gesunden Rücken. Rowohlt Verlag 1995.
Krämer, Jürgen: Bandscheibenschäden vorbeugen durch Rückenschule. Heyne Verlag 2000.
Reichardt, Helmut: Die Rückenschule für jeden Tag. BLV Verlagsgesellschaft 1998.
Reichel, Hilde-Sabine: Präventive Rückenschule in der Praxis. 2. Auflage. Urban & Fischer Verlag 2001.
Werner, Günther T. und Nelles, Michaele: Rückenschule. Endlich schmerzfrei und entspannt. Gräfe und Unzer Verlag 1999.

Entspannungsverfahren

Bernstein, Douglas und Borkovec, Thomas: Entspannungs-Training. Handbuch der Progressiven Muskelrelaxation nach Jacobson. Klett-Cotta Verlag 2000.
Dürr, Volker: Autogenes Training für Einsteiger. Das ganze Grundwissen in Theorie und Praxis. Mit CD. Kreuz Verlag 1997.
Fuchs, Marianne: Funktionelle Entspannung. 6. Aufl. Hippokrates Verlag 1997.
Gröninger, Siegfried: Progressive Relaxation. Tiefenentspannung nach Jacobson. Übungsanleitung. Mit CD oder MC. Klett-Cotta Verlag 2000.
Grün, Anselm: Eutonische Übungen. Banholzer Verlag Rottweil 1995.
Johnen, Wilhelm: Muskelentspannung nach Jacobson. Gräfe und Unzer Verlag 1999.
Kjellrup, Mariann: Eutonie. Bewußt mit dem Körper leben. Ehrenwirth Verlag 2000.
Langen, Dietrich: Autogenes Training. Dreimal täglich zwei Minuten abschalten, loslassen, erholen. Gräfe und Unzer Verlag 1999.
Middendorf, Ilse: Der erfahrbare Atem in seiner Substanz. Junfermann Verlag Paderborn 1998.
Middendorf, Ilse: Der erfahrbare Atem. Atemlehre. Mit 2 CDs. 8. Auflage. Junfermann Verlag Paderborn 1995.
Ohm, Dietmar, und Garattoni, Jean-Pierre: Stressfrei durch progressive Relaxation. Trias Verlag Stuttgart 1998.

Wichtige Adressen und Links

Informationen zur Arbeitsmedizin

www.arbeitsmedizin.de
Website des Werksarztzentrums Recklinghausen GmbH.
Hier finden Sie u. a. die komplette »Verordnung über Sicherheit und Gesundheitsschutz bei der Arbeit an Bildschirmgeräten«.

www.baua.de
Website der Bundesanstalt für Arbeitsschutz und Arbeitsmedizin.
Auf dieser Seite werden Forschungsberichte und Pressemeldungen über verschiedene arbeitsmedizinische Themen vorgestellt. Mit Bestellmöglichkeit von Informationsmaterial.

Deutsche Gesellschaft für
Arbeits- und Umweltmedizin
c/o Institut für Arbeitsmedizin
der Universität Lübeck
Ratzeburger Allee 160
23538 Lübeck

Berufsgenossenschaftliches
Arbeitsmedizinisches Zentrum
Kreuzberger Ring 56a
65205 Wiesbaden

Freiburger Forschungsstelle Arbeits- und Sozialmedizin
Sudermannstraße 2
79114 Freiburg

Informationen zu Therapieformen

Physikalische Therapie – Vereinigung für die Physiotherapeutischen Berufe
Hofweg 15, 22085 Hamburg

Physiotherapie – Zentralverband der Physiotherapeuten/Krankengymnasten (ZVK) e.V.
Deutzer Freiheit 72-74
50697 Köln

Deutsche Gesellschaft für ärztliche
Hypnose und autogenes Training e.V.
Dr. Günter Claussen
Tokiostraße 9, 41472 Neuss

Bundesverband Deutsche Schmerzhilfe e.V.
Sietwende 20
21720 Grünendeich
www.schmerzselbsthilfe.de

Deutsche Schmerzliga e.V.
Hainstraße 2
61476 Kronberg/Taunus
www.dsl-ev.de

Deutscher Wellness-Verband e.V.
Wetterstraße 7
40233 Düsseldorf
www.wellness-verband.de

Seminar Rückenschule-Schmerztherapie e.V.
Dr. med. Ullrich
Angerweg 20
42579 Heiligenhaus.